よくわかる！
柔道整復師
精選問題集

Well-Being 著

弘文社

はじめに

柔道整復師国家試験は，2013年３月に第21回の国家試験が実施されています。試験内容は，

1．解剖学	2．生理学	3．運動学
4．病理学	5．衛生学・公衆衛生学	6．一般臨床医学
7．外科学	8．整形外科学	9．リハビリテーション医学
10．柔道整復理論	11．関係法規	

の11科目に分かれており，問題内容も各科目ごとに多様になっております。

問題数は，一般問題が200問，必修問題が30問あり，両方の合格ラインを満たさなければ不合格となります。

その為，国家試験合格には要点を確実に捉え，効率良く学習することが重要であると考えます。

本書では，柔道整復師国家試験の全11科目の出題テーマ別に**「重要ポイント」**とそれに対応した**「精選問題」**が掲載されており，反復した学習が行いやすい内容となっております。各テーマの重要ポイントを確実に理解した上で，問題に取り組んで頂き，正確な答えに結び付けるよう努力して欲しいと願います。国家試験問題の学習方法は問題に取り組み，問題内容を理解，把握していく地道な作業の他ありません。大変ですが，柔道整復師の資格は独立開業できる医療資格であり，資格取得後も個人の責務は大きくなります。そのことを理解された上で，国家試験対策に取り組めば，自然とやる気が湧いてくるのではないでしょうか。

国家試験問題の学習を通じて，柔道整復師としての知識を増やし，資格取得後は一人でも多くの患者様のために役立つ医療人になれると思えば，学習意欲が向上すると考えます。

本書を使用された皆様が将来，努力を続ける柔道整復師として社会に貢献できる医療人になられることを心から願っております。

著者

目　次

第７章　外科学

第８章　整形外科学

第９章　リハビリテーション医学

受験案内

1．試験日時

試験日：例年３月第１週の日曜日
試験時間：【午前】９：30～12：00
　　　　　【午後】１：30～４：00

2．試験会場

札幌・仙台・東京・金沢・名古屋・大阪・広島・香川・福岡・沖縄

3．試験形式

(1) 出題数は，230問（必修問題30問を含む）で，マークシート形式で出題されます。

区　分	形　式	出題数	時　間
午　前	客観式必修問題	30	２時間30分
	客観式一般問題	90	
午　後	客観式一般問題	110	２時間30分

(2) 合格ライン－公の発表ではありませんが，必修問題が全30問中，８割以上（24点以上），一般問題が全200問中，６割以上（120点以上）の解答率が合格ラインだと思われます。
(3) 試験科目及び傾向－試験科目は11科目に分かれています（配分は予測）。
1．解剖学（必修問題４問，一般問題30問）
2．生理学（必修問題３問，一般問題25問）
3．運動学（必修問題１問，一般問題10問）
4．病理学（必修問題１問，一般問題13問）
5．衛生学・公衆衛生学（必修問題１問，一般問題12問）
6．一般臨床医学（必修問題２問，一般問題22問）
7．外科学概論（必修問題１問，一般問題11問）
8．整形外科学（必修問題１問，一般問題11問）
9．リハビリテーション医学（必修問題１問，一般問題11問）
10．柔道整復理論（必修問題14問，一般問題45問）
11．関係法規（必修問題１問，一般問題10問）
(4) 答案用紙－答案用紙は２種類（解答番号の形式が横列型と縦列型）あり，どちらか一方を配付します（午前と午後は同じ配列形式の答案用紙を継続して使用します）。

5．受験資格

(1) 学校教育法（昭和22年法律第26号）第90条第１項の規定により大学に入学することができる者（法第12条第１項の規定により文部科学大臣の指定した学校が大学である場合において，当該大学が学校教育法第90条第２項の規定により当該大学に入学させた者又は法附則第11項の規定により学校教育法第90条第１項の規定により大学に入学することができる者とみなされる者を含む。）で，**３年以上，文部科学省令・厚生労働省令で定める基準に適合するものとして，文部科学大臣の指定した学校又は厚生労働大臣の指定した柔道整復師養成施設において柔道整復師となるのに必要な知識及び技能を修得したもの**

(2) 柔道整復師法の一部を改正する法律（昭和63年法律第72号。以下「改正法」という。）の施行の際（平成２年４月１日）現に改正法による改正前の法第１条の規定により文部大臣の指定した学校又は厚生大臣の指定した柔道整復師養成施設において同条に規定する知識及び技能の修得を終えている者並びに改正法施行の際現に当該学校又は柔道整復師養成施設において当該知識及び技能を修得中の者であって改正法施行後にその修得を終えた者。

6．受験手続

必要書類：ア．受験願書
　　　　　イ．写真
　　　　　ウ．卒業（修業）証明書又は卒業（修業）見込証明書

申込期間：１月上旬～中旬

提 出 先：下記試験団体に同じ

受験手数料：16,500円

7．試験団体（問い合わせ先）

公益財団法人　柔道整復研修試験財団

〒108－0074　東京都港区高輪３－25－33　長田ビル４階

TEL：03－3280－9720

以上の内容については，変更の可能性がありますので，必ず各自で試験団体にお問合せ下さい。

本書の使い方

本書は，各科目（出題テーマ）の**重要ポイント**と**精選問題**で構成されております。１章１科目で出題科目別に分かれておりますので，各科目ごとに分けて学習を進める方法が得策です。

まず，重要ポイントを読み進めてください。特に重要な箇所は太字になっておりますので，太字部分は特に理解が必要です。

その後，精選問題を解いてください。問題は四肢択一式が基本ですが，中には長文問題や解答を２つ選べという問題も導入されておりますので，問題文をしっかりと熟読し，解答の選択のしかたを間違えないようにして下さい。

精選問題を解くことにより，各分野のどこが理解できていて，どこが苦手かということが把握できます。苦手な箇所が把握できましたら，重要ポイントを読み返していただき，苦手な箇所の理解を深め，再度問題を解いてください。その繰り返しにより，各分野の問題正解率は向上すると考えます。

１段ずつ，地道に
上っていきましょう。
「急がば回れ」です。

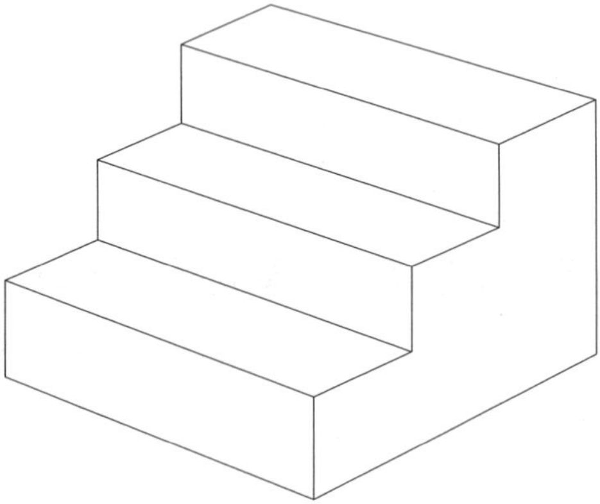

第１章

解剖学

出題傾向（以下の項目とポイントは特に重要です）

１．人体解剖学総論（細胞，組織，発生）
２．運動系　(1) 骨格系（上肢，下肢，体幹，頭蓋の骨，関節名）
　　　　　　(2) 筋　系（上肢，下肢の筋，支配神経）
３．循環器系（心臓，血管）
４．消化器系（消化器管）
５．呼吸器系（気管，肺）
６．泌尿器系（腎臓，膀胱）
７．生殖器系（男女生殖器）
８．内分泌系（下垂体，副腎）
９．神経系（脳神経，脊髄神経）
10．感覚器系（視覚，平衡覚，聴覚）

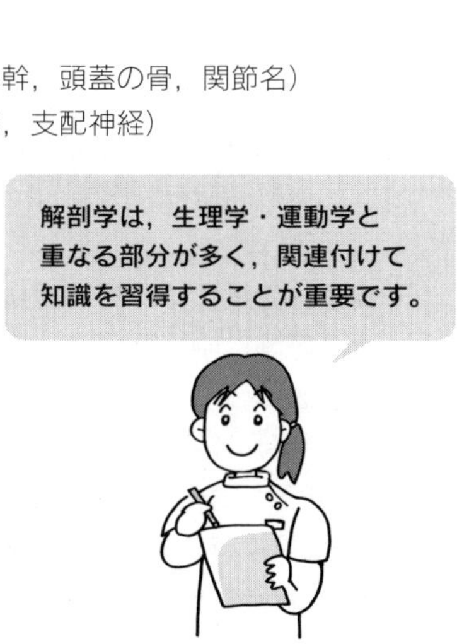

解剖学は，生理学・運動学と
重なる部分が多く，関連付けて
知識を習得することが重要です。

1. 人体解剖学総論

試験によく出る重要ポイント

(1) **細胞**－細胞は人体の構成，機能上の最小単位であり，また一つの独立した生命体である。細胞は細胞質と核から構成され，細胞膜という薄い膜で包まれている。

細胞質内の小器官－中心小体（細胞分裂），小胞体（脂質，蛋白質の合成），ミトコンドリア（アデノシン三リン酸（ATP）の合成），リボゾーム（蛋白質の合成），ゴルジ装置（蛋白質に糖を結合させ，分泌物を合成）

(2) **組織**－同じ形や働きを持つ同類の細胞が集合したものを組織という。上皮組織，支持組織，筋組織，神経組織の4種に分類される。

① 上皮組織－身体や臓器の外表面および内表面を覆うものである。
扁平上皮（単層－胸膜，血管内皮，重層－皮膚，食道）
立方上皮（単層－腎臓の尿細管，甲状腺）
円柱上皮（単層－胃・腸の粘膜，重層－尿道）
繊毛上皮（単層－卵管，多裂－鼻腔，気管支）
移行上皮（膀胱，尿管）

② 支持組織－結合組織，血液とリンパ，軟骨組織，骨組織が含まれる。

③ 筋組織－骨格筋，平滑筋，心筋の3種に分類される。

④ 神経組織－神経細胞は神経細胞体と樹状突起・軸索突起からなり，細胞体と突起を合わせてニューロン（神経単位）という。

(3) **発生**－受精卵は分裂を重ね，外胚葉，内胚葉の2層が生じ，その後2層間に中胚葉が生じる。外･内･中胚葉からは組織，器官が分化する。

外胚葉：神経組織（脳，脊髄，末梢神経），表皮，爪
内胚葉：消化器，呼吸器，尿路
中胚葉：支持組織，筋組織，心臓，腎臓，子宮

精選問題

問題１　細胞分裂に関与するのはどれか

１．中心小体　　２．小胞体
３．ミトコンドリア　　４．リボゾーム

解説

１．中心小体（中心子）は細胞分裂（有糸分裂）に関与する。
２．小胞体は蛋白質の合成に関与する。
３．ミトコンドリアは細胞活動に必要なエネルギーの供給源であるATPを合成する。
４．リボゾームは蛋白質の合成に関与する。

問題２　単層扁平上皮はどれか

１．皮膚の表皮　　２．胃の粘膜
３．胸膜　　４．腎臓の尿細管

解説

１．皮膚の表皮は重層扁平上皮である。
２．胃の粘膜は単層円柱上皮である。
３．胸膜は単層扁平上皮である。
４．腎臓の尿細管は単層立方上皮である。

問題３　中胚葉から発生するのはどれか

１．脊髄　　２．心臓
３．呼吸器　　４．脳

解説

１，４．神経組織（脳，脊髄）は外胚葉由来である。
２．心臓は中胚葉由来である。
３．呼吸器は内胚葉由来である。

〈解答〉

問題１－１．　問題２－３．　問題３－２．

2. 運動系

試験によく出る重要ポイント

2－1　骨格系

(1) 上肢の骨

上肢骨－上肢帯骨と自由上肢骨からなる。

上肢帯骨－軸骨格と自由上肢帯を連結する骨で，鎖骨と肩甲骨がこれに属する。

自由上肢骨－上腕骨，橈骨，尺骨，手根骨，中手骨，指骨から構成される。

(2) 上肢の関節

肩甲骨と上腕骨との連結－肩関節（肩甲上腕関節）

上腕骨と橈骨・尺骨間の連結－肘関節（腕尺関節，腕頭関節，上橈尺関節）

橈骨と手根骨との連結－手関節（橈骨手根関節，手根中央関節を含む手根間関節）

手根骨と中手骨との連結－手根中手関節

中手骨と指骨，指骨間の連結－中手指節関節（MP 関節），指節間関節（近位指節間関節（PIP 関節），遠位指節間関節（DIP 関節））

(3) 下肢の骨

下肢骨－下肢帯骨と自由下肢骨からなる。

下肢帯骨－軸骨格と自由下肢帯骨との間を連結する骨で寛骨（腸骨，坐骨，恥骨）がこれにあたる。

自由下肢骨－大腿骨，脛骨，腓骨，足根骨，中足骨，指骨から構成される。

(4) 下肢の関節

寛骨と大腿骨との連結－股関節

大腿骨と膝蓋骨・脛骨との連結－膝関節

脛骨と腓骨との連結－脛腓関節
距骨と下腿骨との連結－距腿関節
足骨間の連結－距腿下関節，距踵舟関節，踵立方関節，横足根関節（ショパール関節），足根中足関節（リスフラン関節），中足趾節間関節，足の趾節間関節

(5) 頭部の骨

頭蓋－頭蓋骨は15種23個の骨からなる。脳頭蓋と顔面頭蓋に分けられる。
脳頭蓋－後頭骨，蝶形骨，側頭骨，頭頂骨，前頭骨，篩骨から構成される。
顔面骨－下鼻甲介，涙骨，鼻骨，鋤骨，上顎骨，口蓋骨，頬骨，下顎骨，舌骨から構成され，眼窩，鼻腔，口腔の基礎を作る。

(6) 体幹の骨

体幹－脊柱：頸椎（7個），胸椎（12個），腰椎（5個），仙椎（1個），尾骨（1個）からなる。

(7) 頸椎

環椎（第1頸椎）：椎体を欠く。後頭骨と環椎後頭関節を作る。
軸椎（第2頸椎）：歯突起が上方に突出し，環椎と環軸関節を作る。
隆椎（第7頸椎）：軸突起が長く後方に突出する。

精選問題

問題4　球関節はどれか

1．上橈尺関節
2．距腿関節
3．母指の手根中手関節
4．肩関節

解説 ……………………………………………………………………

1．上橈尺関節は車軸関節である。
2．距腿関節は蝶番関節である。
3．母指の手根中手関節は鞍関節である。
4．肩関節は球関節である。

問題５　手根骨でないのはどれか

1．三角骨　　2．有頭骨
3．立方骨　　4．豆状骨

解説 ……………………………………………………………………

手根骨は８つの小さな骨が構成しており，遠位と近位の２列に並んでいる。
　遠位：大菱形骨，小菱形骨，有頭骨，有鈎骨
　近位：豆状骨，三角骨，月状骨，舟状骨
3．立方骨は足根骨である。

問題６　副鼻腔を有するのはどれか

1．下顎骨　　2．頭頂骨
3．蝶形骨　　4．側頭骨

解説 ……………………………………………………………………

副鼻腔は上顎骨，蝶形骨，篩骨，前頭骨にある。

問題７　誤っているのはどれか

1．頸椎は前彎を示す
2．頸椎は７個ある
3．横突孔は仙椎にある
4．前仙骨孔は４対ある

解説 ……………………………………………………………………

3．すべての頸椎の横突起には横突孔が開いており，ここを椎骨動脈が通る。

〈解答〉

問題4－4．　問題5－3．　問題6－3．　問題7－3．

試験によく出る重要ポイント

2－2　筋　系

(1) **上肢の筋**

脊柱から上肢帯の筋－僧帽筋，肩甲挙筋，小菱形筋，大菱形筋
胸郭から上肢帯への筋－前鋸筋，鎖骨下筋，小胸筋
軸骨格から上腕骨への筋－大胸筋，広背筋
上肢帯から上腕骨への筋－肩甲下筋，棘上筋，棘下筋，小円筋，大円筋，三角筋，烏口腕筋
上腕前面の筋－（烏口腕筋），上腕二頭筋，上腕筋
上腕後面の筋－上腕三頭筋，（肘関節筋）
前腕前面の筋（浅層）－円回内筋，橈側手根屈筋，長掌筋，浅指屈筋，尺側手根屈筋
前腕前面の筋（深層）－深指屈筋，長母指屈筋，方形回内筋
前腕後面の筋（浅層）－腕橈骨筋，長橈側手根伸筋，短橈側手根伸筋，指伸筋，小指伸筋，尺側手根伸筋，肘筋
前腕後面の筋（深層）－回外筋，長母指外転筋，短母指伸筋，長母指伸筋，示指伸筋
母指球筋－短母指外転筋，短母指屈筋，母指対立筋，母指内転筋
小指球筋－短掌筋，小指外転筋，短小指屈筋，小指対立筋
中手筋－背側骨間筋，掌側骨間筋，虫様筋

(2) **下肢の筋**

殿部の筋－大殿筋，中殿筋，小殿筋，大腿筋膜張筋
大腿深部外旋筋－梨状筋，内閉鎖筋，上双子筋，下双子筋，大腿方形筋，外閉鎖筋
股関節前面の筋－大腰筋，小腰筋，腸骨筋
大腿前面の筋－縫工筋，大腿四頭筋
大腿内側の筋－薄筋，恥骨筋，長内転筋，短内転筋，大内転筋，（小内転筋）
大腿後面の筋－大腿二頭筋，半腱様筋，半膜様筋
下腿前面の筋－前脛骨筋，長母指伸筋，長指伸筋，第三腓骨筋
下腿外側の筋－長腓骨筋，短腓骨筋

下腿後面の筋（浅層）－腓腹筋，ヒラメ筋，足底筋
下腿後面の筋（深層）－膝窩筋，長母指屈筋，長指屈筋，後脛骨筋
足背の筋－短指伸筋，（短母指伸筋）
母指球筋－母指外転筋，短母指屈筋，母指内転筋
小指球筋－小指外転筋，短小指屈筋
中足筋－短指屈筋，足底方形筋，背側骨間筋，底側骨間筋，虫様筋

精選問題

問題8　上腕三頭筋が停止する部位はどれか

1．肘頭
2．橈骨粗面
3．腓骨頭
4．脛骨粗面

解説

上腕三頭筋は尺骨の肘頭に停止する。橈骨粗面には上腕二頭筋，腓骨頭には大腿二頭筋，脛骨粗面には大腿四頭筋がそれぞれ停止する。

問題9　上腕骨を屈曲させる筋はどれか

1．大円筋
2．棘下筋
3．烏口腕筋
4．小円筋

解説

1．大円筋は上腕骨を内転・内旋させる。
2．棘下筋は上腕骨を外旋させる。
3．烏口腕筋は上腕骨を屈曲・内転させる。
4．小円筋は上腕骨を外旋・内転させる。

問題10　正中神経に支配される筋はどれか

1．腕橈骨筋
2．上腕二頭筋
3．三角筋
4．円回内筋

解説

正中神経は，前腕では前面の大部分の筋を支配する。手では筋および皮膚の一部を支配する。

1．腕橈骨筋は，前腕後面の筋で橈骨神経支配である。
2．上腕二頭筋は，上腕前面の筋で筋皮神経支配である。
3．三角筋は，上肢帯から上腕骨への筋で腋窩神経支配である。
4．円回内筋は，前腕前面の筋で正中神経支配である。

問題11　誤っている組み合わせはどれか

1．中殿筋－股関節外転
2．薄筋－股関節内転
3．大腰筋－股関節屈曲
4．梨状筋－股関節内旋

解説

4．梨状筋は，伸展された大腿を外旋，屈曲された大腿を外転する。

〈解答〉

問題8－1．　問題9－3．　問題10－4．　問題11－4．

3. 循環器系

試験によく出る重要ポイント

(1) 血管

血管の構造－血管の壁は内膜，中膜，外膜の３層からなり，動脈は静脈より中膜の発達が良い。静脈には血液が逆流するのを防ぐための弁（静脈弁）がある。

(2) **心臓**

① 心臓－冠状溝により心房と心室に分けられる。心房は心房中隔によって右心房と左心房に，心室は心室中隔によって右心室と左心室に分けられる。右心房には上・下大静脈と冠状静脈洞，左心房は肺静脈，右心室は肺動脈，左心室は大動脈が開口する。

② 心臓の弁－血液逆流防止に，心房と心室間（房室弁）と心室の出口（動脈弁）がある。

③ 上・下大静脈→右心房→右房室弁→右心室→肺動脈弁→肺動脈

④ 房室弁－右房室弁（三尖弁），左房室弁（二尖弁，僧帽弁），多くの軸索がついている。

⑤ 肺静脈→左心房→左房室弁→左心室→大動脈弁→上行大動脈

⑥ 肺循環（小循環）右心室→肺動脈→肺→肺静脈→左心房

⑦ 体循環（大循環）左心室→大動脈→全身→上・下大静脈→右心房

⑧ 刺激伝導系－刺激を心筋全体に伝える一連の特殊心筋線維群のこと。左右の心房がほぼ同時に収縮し，引き続き左右の心室が収縮するこのリズム調整を洞房結節が行う。
房室結節は心房と心室を連絡する特殊心筋線維束である房室束（ヒス束）に連なり，心室中隔の筋性部の上端で左脚，右脚に分かれそれぞれ左心室，右心室の心筋層，乳頭筋に分布する（プルキンエ線維）

(3) **動脈系**

① 大動脈は上行大動脈，大動脈弓，下行大動脈（胸大動脈，腹大動脈）に区分される。

② 大動脈弓からは腕頭動脈，左総頸動脈，左鎖骨下動脈の３枝が分枝する。

③ 総頸動脈－左右の前大脳動脈，中大脳動脈，後大脳動脈，前交通動脈，後交通動脈が構成する環状動脈の吻合を大脳動脈輪（ウィリスの動脈輪）という。

④ 腋窩動脈枝－最上胸動脈，胸肩峰動脈，外側胸動脈，肩甲下動脈前後上腕回旋動脈

⑤ 上腕動脈の枝－上腕深動脈，上・下尺側側副動脈

⑥ 腹腔動脈の枝－左胃動脈，脾動脈，総肝動脈

(4) **静脈系**

① 門脈－肝臓の機能血管である門脈は，胃，腸，小腸，大腸，膵臓，脾臓などからの静脈血を肝臓に送る静脈幹である。門脈の根は３か所で体循環の静脈と吻合しており，この部位は血流障害時の側副循環路として重要である。食道噴門部側副路，前腹壁側副路，肛門部側副路がある。

② 皮静脈－皮下を走行する静脈を皮静脈という。

③ 上肢の皮静脈－橈側皮静脈，尺側皮静脈，前腕正中皮静脈

④ 下肢の皮静脈－大伏在静脈，小伏在静脈

精選問題

問題12　大動脈輪を構成するのはどれか

１．浅側頭動脈

２．前大脳動脈

３．後頭動脈

４．外頸動脈

解説

大動脈輪を構成するのは，左右の前大脳動脈，中大脳動脈，後大脳動脈，前交通動脈，後交通動脈である。

問題13　上・下大静脈からの血液が最初に通過するのはどれか

1．大動脈弁　　2．肺動脈弁
3．三尖弁　　4．僧房弁

解説

上・下大静脈→右心房→右房室弁（三尖弁）→右心室→肺動脈弁→肺動脈と流れる。

問題14　上腕動脈の枝はどれか。2つ選べ

1．上腕深動脈　　2．前上腕回旋動脈
3．上・下尺側側副動脈　　4．胸肩峰動脈

解説

上腕動脈は上腕深動脈，上・下尺側側副動脈が分枝する。前上腕回旋動脈と胸肩峰動脈が分枝するのは腋窩動脈である。

問題15　腹腔動脈の枝でないのはどれか

1．総肝動脈　　2．脾動脈
3．左胃動脈　　4．腎動脈

解説

腹腔動脈の枝は，左胃動脈，脾動脈，総肝動脈の3枝である。

問題16　門脈系と体循環系静脈との吻合がみられないのはどれか

1．膀胱　　2．食道
3．直腸　　4．臍

解説

食道噴門部側副路（左胃静脈→食道静脈→上大静脈）
前腹壁側副路（臍傍静脈→前腹壁の皮静脈→上・下大静脈）
肛門部側副路（上直腸静脈→中・下直腸静脈→下大静脈）

〈解答〉

問題12－2．　問題13－3．　問題14－1，3．　問題15－4．　問題16－1．

4. 消化器系

試験によく出る重要ポイント

(1) 口（口腔）

歯の前を口腔前庭，歯の後ろを固有口腔という。固有口腔の上壁は口蓋で硬口蓋と軟口蓋からなる。後方は口峡で咽頭につながる。軟口蓋の後方正中部には口蓋垂という突起が認められる。口蓋垂の両側は口蓋帆という。

(2) 歯

歯の中心部には歯髄腔がある。その下端は細くなり，歯根管といい，神経，血管が出入りする。歯髄腔の外側は象牙質が取り囲み，さらに象牙質の外側は歯冠ではエナメル質に，歯根ではセメント質におおわれる。

乳　歯：総数20本（切歯2，犬歯1，臼歯2）×4

永久歯：総数32本（切歯2，犬歯1，小臼歯2，大臼歯3）×4

(3) 咽頭

上方の鼻腔と口腔，下方の喉頭と食道の間の腔所で，消化器官と気道の交差点となる。その接続部で上咽頭（鼻部），中咽頭（口部），下咽頭（喉頭部）に区分される。

(4) 食道

食道は太さが一様でなく，食道起始部，気管分枝部，横隔膜貫通部の3か所の生理的狭窄部がある。食道壁の粘膜層は重層扁平上皮で覆われており，筋層は食道上部横紋筋，食道下部平滑筋よりなる。

(5) **胃**

胃底部から胃体部にかけての粘膜に固有胃腺（胃底線）がみられ胃液を分泌する主細胞（ペプシノーゲンを分泌），副細胞（粘液を分泌），壁（傍）細胞（塩酸および内因子を分泌）の3種の細胞からなる。

(6) **小腸**

小腸粘膜の特徴として腸管内腔に向かって隆起する輪状の粘膜ヒダを輪状ヒダといい，粘膜表面にある無数の小突起を腸絨毛という。

(7) **大腸**

結腸には，結腸ヒモ（大網ヒモ，間膜ヒモ，自由ヒモ），結腸膨起，結腸半月ヒダ，腹膜垂の 4 つの特徴がある。

(8) 肝臓

上面（横隔面）と下面（臓側面）とに分けられる。臓側面は溝があり，横溝（肝門）では，門脈（肝臓の機能血管），固有肝動脈（肝臓の栄養血管），左右の肝管などが出入りする。左縦溝では肝円索裂と静脈管索裂，右縦溝では胆嚢窩と大静脈溝肝臓の肝細胞板の周囲には洞様毛細血管（類洞）と呼ばれる毛細血管網がみられ，類洞壁には食作用を有し，生体防御に関与するクッペルの星細胞がある。

(9) 膵臓

胃の後で後腹壁に癒着する腹膜後器官である。膵頭，膵体，膵尾に区分される外分泌部（膵液を分泌）と内分泌部（ホルモンを分泌）からなる。膵臓に散在する内分泌性細胞群は膵島（ランゲルハンス島）と呼ばれ，α（A）細胞はグルカゴン，β（B）細胞はインスリン，δ（D）細胞はソマトスタチンをそれぞれ分泌する。

(10) 腹膜

壁側腹膜，臓側腹膜，腹膜腔からなる。

① 間膜－臓側腹膜は内臓の表面を覆った後に，壁側腹膜に移行する。この移行部は腹膜が合わさって二重になり，これを間膜という

② 腹膜後器官－壁側腹膜より後側にある器官であり，腎臓，副腎，尿管，十二指腸，膵臓などがある

精選問題

問題17　歯根膜と接しているのはどれか

1．セメント質
2．歯髄
3．エナメル質
4．象牙質

解説

1．セメント質は歯根部表層にあり，歯根膜と接している。

問題18　食道について誤っているのはどれか

1．生理的狭窄部位は３か所である
2．食道壁の粘膜層は単層円柱上皮である
3．気管の後方にある
4．食道下部の筋層は平滑筋からなる

解説

2．食道壁の粘膜層は重層扁平上皮で覆われている。

問題19　結腸に存在しないのはどれか

1．腹膜垂　　2．輪状ヒダ
3．間膜ヒモ　4．大網ヒモ

解説

結腸に特有に存在するのは，結腸ヒモ（間膜ヒモ，大網ヒモ，自由ヒモ），結腸膨起，結腸半月ヒダ，腹膜垂である。輪状ヒダは小腸の特徴である。

問題20　腹膜後器官でないのはどれか

1．腎臓　　2．膵臓
3．肝臓　　4．十二指腸

解説

腹膜後器官には十二指腸，膵臓，腎臓，副腎，尿管，腹大動脈，下大静脈などがある。

〈解答〉

問題17－１．　問題18－２．　問題19－２．　問題20－３．

5. 呼吸器系

試験によく出る重要ポイント

(1) 鼻

外鼻，鼻腔，副鼻腔から構成される。

副鼻腔－鼻腔を取り囲む頭蓋骨内の含気洞で，上顎洞，前頭洞，篩骨洞，蝶形骨洞の４つがある。

① 上顎洞－中鼻道に開口
② 前頭洞－中鼻道に開口
③ 蝶形骨洞－鼻腔の後上方（蝶篩陥凹）に開口
④ 篩骨洞－前中部は中鼻道，後部は上鼻道に開口

(2) 喉頭

喉頭軟骨：不対性の甲状軟骨，輪状軟骨，喉頭蓋軟骨および対性の披裂軟骨が主要なもので，その他に小角軟骨，楔状軟骨がある。

① 甲状軟骨－喉頭の前・側壁に位置し，左右両板からなる。
② 輪状軟骨－外側面は甲状軟骨，上縁は披裂軟骨と関節を作る。
③ 喉頭蓋軟骨－舌根の後上方に位置し，嚥下時に反射的に喉頭が挙上して，舌根部が喉頭蓋を押し倒し，喉頭口を閉じ，食塊の軌道内流入を防ぐ。
④ 披裂軟骨－発声と関係があり，喉頭筋作用で声帯ヒダが開閉・緊張し発声を行う。

(3) **気管・気管支**

気管：気管壁の前・壁側は，硝子軟骨からなる馬蹄形（C字状）の気管軟骨が靭帯で連結されており，後壁は軟骨を欠き，膜性壁と呼ばれる平滑筋からなる。気管内面は，多列線毛円柱上皮で気管腺を含む。

① 気管支－右気管支は左気管支より太く，短く，垂直に近く傾斜する。このため，右気管支は左気管支に比べ異物が入りやすい。
② 気管支樹－気管→（主）気管支→葉気管支→区域気管支→小葉間細気管支→細気管支→終末気管支→呼吸気管支→肺胞管→

肺胞嚢→肺胞

③ 肺胞壁は肺胞上皮細胞（呼吸上皮細胞），弾性繊維，毛細血管からなる。毛細血管（血液空気関門）を通してガス交換を行う。

(4) **肺**

表面－肺胸膜におおわれ，平滑である。肺の上端はやや尖って肺尖と呼ばれる。

下面（肺底）－横隔膜に接している。

外側面，内側面－肋骨と接する肋骨面で丸く，内側面（縦隔面）は心臓と接しており心圧痕と呼ばれる凹みを生じる（左肺で著明）。

① 肺門－内側面の中央では胸膜に覆われない肺門があり，気管支，肺動・静脈，気管支動・静脈，神経，リンパ管などが肺実質に出入りする。右肺は水平裂，斜裂により上葉，中葉，下葉の３葉に，左肺は斜裂のみにより上葉，下葉の２葉に分けられる。

(5) 胸膜

肺の表面，胸隔の内面を覆う漿膜を胸膜という。肺表面を覆う肺胸膜（臓側胸膜）は，肺門で折り返って壁側胸膜に移行する。肺胸膜と側壁胸膜の間には狭い胸膜腔があり，外気圧により陰圧となっており，胸隔や横隔膜の運動時に変動する。

(6) 縦隔

胸郭内で左右の肺の間を縦隔という。両側は肺（縦隔胸膜），前方は胸骨，後方は脊柱（胸椎），下方は横隔膜で囲まれ，上方は胸郭上口で開放している。縦隔は胸骨角と第４胸椎下縁を結ぶ線（心臓の上縁）によって縦隔の上部と下部に区分する。縦隔下部はさらに心臓（中部）を中心として前部と後部に区分する。

精選問題

問題21　副鼻腔の開口部で誤っている組み合わせはどれか

1．前頭洞－中鼻道
2．蝶形骨洞－蝶篩陥凹
3．篩骨洞－下鼻道
4．上顎洞－中鼻道

解説

蝶形骨洞は蝶篩陥凹，篩骨洞の後部は上鼻道，篩骨洞の中部・前部，前頭洞，上顎洞は中鼻道に開口する。

問題22　誤っているのはどれか

1．左肺は２葉からなる
2．肺胞でガス交換が行われる
3．吸入された異物は左気管支に入りやすい
4．気管軟骨は気管を馬蹄型に取り囲んでいる

解説

1．左肺は斜裂により上・下葉の２葉に，右肺は水平裂，斜裂により上・中・下葉の３葉に区分される。
2．ガス交換は肺胞で行われる。
3．右気管支は左気管支に比べ太く，気管軸に対して垂直に近く傾斜しているので異物が入りやすい。
4．気管軟骨は気管の前・側壁を馬蹄型（C 字状）に取り囲む。後壁は膜性壁と呼ばれ平滑筋からなる。

問題23　縦隔を囲む構造について誤っているのはどれか

1．前方－胸骨
2．後方－胸大動脈
3．左右両側－縦隔胸膜
4．下方－横隔膜

解説

縦隔は前方は胸骨，後方は胸椎，両側は縦隔胸膜，下方は横隔膜に囲まれている。

〈解答〉

問題21－３．　問題22－３．　問題23－２．

6. 泌尿器系

試験によく出る重要ポイント

(1) **腎臓**－腎臓は脊柱の左右両側において第 12 胸椎から第 3 腰椎の高さの腹膜後器官に位置する。右腎は左腎より 0.5～1 椎体分低位にある。線維被膜，脂肪被膜，腎被膜で順に包まれ固定されている。

腎門－腎臓の陥凹部で，前方から後方に向かって腎静脈，腎動脈，尿管の順に存在する。

腎臓の微細構造－腎臓の尿ろ過システムは，構造上・機能上の単位である腎単位（ネフロン）が主体である。腎単位は腎小体と尿細管からなり，片側で 90～160 万個ある。

腎小体（ネフロン）の構成要素－腎小体，尿細管，糸球体，糸球体嚢

(2) 尿管－尿管は腎盤から続き，大腰筋の前面を下行し，総腸骨動脈と交差して骨盤腔に入る。骨盤後壁に沿って下行し，膀胱底の後ろから膀胱壁を斜めに貫き膀胱に開く。尿管は腹部と骨盤部に二分される。尿管には 3 か所に狭窄部がある。尿管結石の通過障害を起こしやすい部位である。

第 1 狭窄部：尿管の起始部
第 2 狭窄部：総腸骨動脈との交差部
第 3 狭窄部：膀胱壁への貫通部

(3) 膀胱－左右の尿管口と内尿道口とによって構成される三角形を膀胱三角という。この部分は粘膜が筋層と強く結合しているので，内容の充実度とは関係なく，その表面は常に平坦である。

(4) 尿道－尿道は 2 つの括約筋によって調整される。（膀胱括約筋：内尿道口の周囲を取り巻く平滑筋。尿道括約筋：尿道が通過する尿生殖隔膜にある横紋筋）

精選問題

問題24　ネフロンの構成要素でないのはどれか

1．尿細管
2．ボーマン嚢
3．集合管
4．糸球体

解説

腎単位（ネフロン）は腎臓の構造上・機能上の単位であり，腎小体（糸球体とボーマン嚢）と，これに続く尿細管（近位尿細管，ヘレンのワナ，遠位尿細管）で構成される。

問題25　尿管で正しいのはどれか

1．内腸骨動脈と交差する
2．腹膜後器官である
3．２か所の生理的狭窄部がある
4．大腰筋の後面を下行する

解説

1．総腸骨動脈と交差する。
2．前面を腹膜に被われる腹膜後器官である。
3．３か所の生理的狭窄部がある。
4．大腰筋の前面を通過する。

〈解答〉

問題24－３．　問題25－２．

7. 生殖器系

試験によく出る重要ポイント

(1) 男性生殖器

精子の生産とその輸送を行う器官である。

① 生殖腺－精巣
生殖管－精巣上体，精管，精嚢，射精管
付属腺－前立腺，尿道球腺

② 外生殖器－陰嚢，陰茎

③ 精巣－精子形成と男性ホルモン分泌を行う。後腹壁の腎臓近くに発生し，鼠径管を通って陰嚢中に下降する。内部は精巣中隔により多数の精巣小葉に分けられる。組織は間質と精細管に区分される。
（間質）男性ホルモンを分泌するライディヒの間細胞が存在
（精細管）造精子系列の細胞とこれらを支持するセルトリ細胞が存在
（精子）曲精細管の上皮である精上皮より形成される。

④ 精巣上体－生殖管の始部をなし，精巣からの精子を精管へ輸送する。

⑤ 精管－精巣上体管の続きで，生殖管主要部をなし，射精管に続く。全長は40～50㎝。

⑥ 精嚢－膀胱後面で精管膨大部の外下方にある長さ３㎝の嚢状器官。

⑦ 射精管－前立腺を貫き，尿道前立腺部の後壁にある精丘に開口。

⑧ 陰茎－左右一対の陰茎海綿体と一本の尿道海綿体がある。

(2) 女性生殖器

卵子の生産とその輸送，受精，胎児の育成に備える器官である。

① 生殖腺－卵巣（排卵）
生殖管－卵管（受精），子宮（着床），膣（交接および産道）

② 外生殖器－外陰部（交接および産道）

③ 卵巣－卵子形成と女性ホルモンの分泌を行う。大・小骨盤腔の

境にある卵巣窩に位置する。卵巣提索，固有卵巣索により固定される。また，子宮広間膜により包まれ，一端は卵巣間膜となり，卵管と固定される。

④ 卵巣周期－卵巣内の卵胞の成熟，排卵，黄体形成，黄体の結合組織化（白体）の周期である。

（赤体）排卵時には裂部は出血を起こす。

（黄体）出血部に黄体ルティン細胞の増殖が起こり形成される。黄体ホルモン（プロゲステロン）が分泌される。

（白体）受精が行われなかったとき黄体は退縮し，組織結合化する。このときに次の卵胞の成熟が始まる。

⑤ 卵管－卵子と精子とで受精が行われる。卵管は子宮広間膜も上縁を走行する筋性の細管で，外側端は卵巣に接触し，内側端は子宮底で子宮に連なる。外側から卵管漏斗，卵管膨大部，卵管峡部，卵管子宮部の 4 部に分けられる。

⑥ 子宮－受精卵を着床させ，これを養って胎児を育成する。さらに胎児が成熟すると収縮して分娩現象を起こす。子宮体，子宮頸の 2 部に区分する。子宮の内腔は子宮腔と子宮頸管に区分される。

（位置）小骨盤腔の中央で膀胱と直腸の間に位置し，子宮の正常位は前傾前屈位である子宮の位置を固定するものには，子宮広間膜，子宮円索，子宮頸横靭帯，仙骨子宮靭帯などがある。

⑦ 子宮広間膜－子宮の前後両側から骨盤側壁に沿って走る腹膜の一部である。子宮の両側で卵管，卵巣を包んでいる。

精選問題

問題26　鼠径管を通らないのはどれか

1．卵管
2．精管
3．子宮円索
4．精巣動脈

解説

鼠径管は，鼠径靭帯のすぐ上方で鼠径靭帯に沿って下内方に向かう長さ数㎝のトンネルで，男性は精索（精管，精巣動脈，精巣挙筋など）を，女性は子宮円索を通す。

問題27　誤っているのはどれか

1．黄体ホルモン（プロゲステロン）は黄体ルテイン細胞から分泌される
2．黄体が退縮すると白体になる
3．卵巣の表面は白膜で覆われる
4．卵巣は卵巣提索と固有卵巣索とで支持される

解説

3．卵巣の表面は子宮広間膜で覆われる。

問題28　誤っているのはどれか

1．子宮動脈は内腸骨動脈の枝である
2．子宮外側面には広間膜がみられる
3．子宮前面は膀胱に接する
4．子宮は前傾後屈する

解説

4．子宮の正常位は前傾前屈位である。

〈解答〉

問題26－1．　問題27－3．　問題28－4．

8. 内分泌系

試験によく出る重要ポイント

(1) 内分泌系の働き

内分泌腺は導管を持たず，分泌物質（ホルモン）を直接血管中に分泌し，特定の器官に作用し，その器官の働きを調節する。

(2) 内分泌器

① **下垂体**－腺性下垂体（前葉，中間部）と神経性下垂体（後葉）に区分される。

前葉－分泌顆粒を含む腺細胞（酸好性細胞，塩基好性細胞，色素嫌性細胞）が分布する。

酸好性細胞－成長ホルモン，乳腺刺激ホルモンを分泌する。

塩基好性細胞－甲状腺刺激ホルモン，卵胞刺激ホルモン，黄体形成ホルモンを分泌する。

色素嫌性細胞－副腎皮質刺激ホルモンを分泌する。

中間部－メラニン細胞刺激ホルモンを分泌する。

後葉－バゾプレッシン，オキシトシンを分泌する。

② 松果体－視床上部後方にある無対性の小器官で，メラトニンを分泌する。

③ 甲状腺－喉頭と気管の前面に位置するＨ字状の器官で，右葉・左葉とこれらをつなぐ峡部からなる。サイロキシン，トリヨードサイロニン，カルシトシンを分泌する。

上皮小体－副甲状腺ともいい，甲状腺の後面に上下２対ありパラソルモンを分泌する。

④ **副腎**－腎臓の上部内側部に位置する三角形から半円の器官で腎上体ともいわれる。皮質と髄質から構成される。副腎皮質は球状帯，束状帯，網状帯の３層に分けられ，球状帯－電解質コルチコイド，束状帯－糖質コルチコイド，網状帯－性ホルモンが分泌される。副腎髄質からはアドレナリン，ノルアドレナリンが分泌される。

⑤ 膵島（ランゲルハンス島）－膵臓内の内分泌部で外分泌部中に小島状に点在するグルカゴン，インスリン，ソマトスタチンを分泌する。

精選問題

問題29　誤っている組み合わせはどれか

1．副腎皮質－糖質コルチコイド
2．松果体－メラトニン
3．甲状腺－サイロキシン
4．膵島－成長ホルモン

解説

4．成長ホルモンは下垂体前葉から分泌される。

問題30　球状帯があるのはどれか

1．副腎
2．松果体
3．上皮小体
4．下垂体

解説

球状帯は副腎皮質にあり，電解質コルチコイドを分泌する。

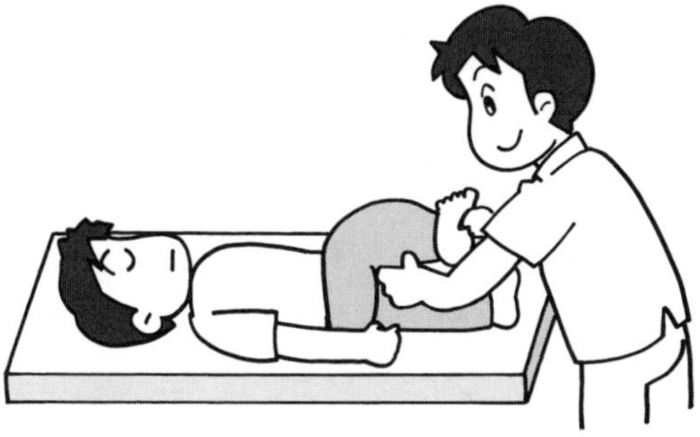

〈解答〉

問題29－4．　問題30－1．

9. 神経系

試験によく出る重要ポイント

9－1．中枢神経系

(1) **脳**

大脳，小脳，脳幹からなる。脳幹は中脳，橋，延髄からなる。脳は上方から下方に向かい終脳→間脳→中脳→橋→延髄の順に存在する。終脳は，大脳縦裂により左右の大脳半球に分かれる。大脳半球は，大脳皮質，大脳髄質，大脳核および側脳室からなる。

① 大脳皮質－大脳の表面を覆う灰白質（神経細胞体の集合）
主な大脳溝－中心溝，外側溝，頭頂後頭溝
主な大脳回－中心前回，中心後回，帯状回
四葉－前頭葉，側頭葉，頭頂葉，後頭葉
大脳皮質の機能局在－運動野，感覚野，言語野，連合野，大脳辺縁系

② 大脳髄質－大脳皮質の深部にあり，大脳皮質に出入りする有髄神経線維からなる。
大脳髄質の線維－連合線維，交連線維，投射線維

③ 大脳核（大脳基底核）－大脳髄質の中にある大きな灰白質の塊である。尾状核，レンズ核，前障，扁桃体がある。

(2) **間脳**－上方の視床と下方の視床下部に分けられる。左右の間脳の間には第３脳室がある。上後部には松果体がある。

(3) **中脳**－腹側の大脳脚，中央の被蓋，背側の中脳蓋からなる。大脳脚は錘体路が通る。被蓋と中脳蓋の間には中脳水道が通る。赤核，黒質，動眼神経核，滑車神経核などの神経核を含む。背面にある四つの高まりは四丘体と呼ばれる。

(4) **橋**－背側面は小脳で覆われ，その間には第四脳室がある。

(5) **延髄**－上半部で，腹面には一対の錐体があり，その下部には錐体交叉がある。錐体の後外側にはオリーブ核がある。菱形窩の上を小脳が覆い，その間に第四脳室がある。背側部に舌咽神経核，迷走神経核，腹神経核，舌下神経核がある。

(6) **小脳**－橋と延髄の背側部にあり，第四脳室の天井を作っている。

(7) 脊髄－脊髄からは31対の脊髄神経が出ている。脊髄神経は，

頸髄（第1～8頸髄，C1～C8）

胸髄（第1～第12胸髄，T1～T12）

腰髄（第1～第5腰髄　L1～L5）

仙髄（第1～第5仙髄　S1～S5）尾髄（Co）

に区分される。

(8) 伝導路－中枢神経系の情報伝達経路を伝導路という。伝導路は，感覚を伝える上行性伝導路，運動情報を伝える下行性伝導路，反射路に分類される。

① 上行性伝導路：脊髄視床路，後索・内側毛帯路，三叉神経視床路

② 下行性伝導路：錘体路系，錐体外路系

(9) 錘体路－随意運動の伝導路で，大脳皮質の運動野から起こり，脳神経の運動核や脊髄の前核細胞にいたる随意運動の伝導路で，皮質核路（皮質延髄路）と皮質脊髄路とがある。

(10) 錐体外路系－大脳皮質の錐体外路中枢から起こり，大脳基底核を介して下行する伝導路で延髄錐体を通らない視床，大脳基底核，赤核，オリーブ核などでニューロンが中継される。

9－2．末梢神経系

(1) 脳神経－脳神経は，脳に出入りする12対の神経であり，頭蓋底の孔を通って頭頂部および胸腹部内臓などに分布する。

Ⅰ	嗅神経	Ⅴ	三叉神経	Ⅸ	舌咽神経
Ⅱ	視神経	Ⅵ	外転神経	Ⅹ	迷走神経
Ⅲ	動眼神経	Ⅶ	顔面神経	XⅠ	副神経
Ⅳ	滑車神経	Ⅷ	内耳神経	XⅡ	舌下神経

(2) 頸神経枝－第１～第４頸神経の前枝が構成する神経叢であり，皮枝と筋枝がある。
皮枝－小後頭神経，大耳介神経，頭横神経，鎖骨上神経
筋枝－頸神経ワナ，横隔神経

(3) 腕神経叢－第５頸神経～第１胸神経の前枝が構成する神経叢である。
肩甲背神経，長胸神経，鎖骨下神経，肩甲上神経，肩甲下神経，胸背神経，内側・外側胸筋神経，内側上腕皮神経，内側前腕皮神経，筋皮神経，正中神経，尺骨神経，腋窩神経，橈骨神経

(4) 胸神経－12対の胸神経前枝を肋間神経という。

(5) 腰神経叢－第12胸神経～第４腰神経の前枝により構成される。
大腿神経，閉鎖神経，陰部大腿神経

(6) 仙骨神経叢－第４腰神経～第３仙骨神経前枝により構成される。
上殿神経，下殿神経，後大腿皮神経，坐骨神経（梨状筋下孔を通って大腿後面の屈筋から膝窩の上方で総腓骨神経と脛骨神経に分かれる）

(7) 陰部神経叢－第２～４仙骨神経前枝から構成される。
下直腸神経，会陰神経，陰茎（陰核）背神経

(8) 自律神経系－自律神経系は，内臓，血管，腺などに分布し，その機能を不随意的に調整する神経系である。交感神経と副交感神経に分けられ，最高中枢は視床下部にある。起始から神経節までの線維を節前線維（有髄性），神経節から出る線維を節後線維（無髄性）という。

精選問題

問題31　脳幹を構成するのはどれか

1．小脳　2．中脳　3．大脳皮質　4．大脳髄質

解説

脳幹は中脳，橋，延髄から構成される。

問題32　大脳皮質感覚性言語中枢（ウェルニッケ中枢）があるのはどれか

1．前頭葉　2．側頭葉　3．頭頂葉　4．後頭葉

解説

感覚性言語中枢は左側頭葉の上側頭回にある。

問題33　黒質があるのはどれか

1．終脳　2．延髄　3．小脳　4．中脳

解説

黒質は中脳被蓋と大脳脚の間にある細胞の集団である。

問題34　下行性伝導路はどれか

1．痛覚路　2．触覚路　3．錘体路　4．聴覚路

解説

下行性伝導路には錘体路と錐体外路がある。

上行性伝導路には皮膚知覚路，深部知覚路，視覚路，聴覚路，嗅覚路などがある。

問題35　頸神経叢の枝はどれか

1．鎖骨上神経　2．肩甲背神経
3．長胸神経　4．肩甲上神経

解説

2．3．4は腕神経叢である。

〈解答〉

問題31－2．　問題32－2．　問題33－4．　問題34－3．　問題35－1．

10. 感覚器系

試験によく出る重要ポイント

(1) **皮膚**－重層扁平上皮である。

真皮－密性結合組織であり，痛みを受容する自由神経終末が表皮に侵入して枝を出す。

皮下組織－疎性結合組織であり，圧覚受容体のファーター・パチニの層板小体がある

皮膚の感覚受容器－①温度覚・痛覚受容器　②自由神経終末
③触覚・圧覚受容器　④メルケル細胞
⑤マイスネル小体　⑥ファーター･パチニ小体

皮膚の腺－小汗腺（エクリン汗腺），大汗腺（アポクリン汗腺）：小汗腺は全身の皮膚に分布しており，大汗腺は外耳道，腋窩，乳輪，陰部，肛門周囲に分布している。

深部感覚－深部感覚には，位置感覚，筋・関節の感覚，運動感覚があり，筋，腱，関節に由来し，その受容器として，筋紡錘，ゴルジ腱器官，ファーター・パチニ小体がある。

(2) 関連痛－内臓・胸膜・腹膜の痛みは病変から離れた特定の体表に痛みとして知覚されるこれを関連痛という。内臓病変からの刺激が内臓求心性神経を通り特定の脊髄分節に到着すると，その脊髄分節が興奮するために，その分節にある体性求心性神経に興奮が伝わり，特定の皮膚の部位に痛みを感じる。

(3) **視覚器**－眼球壁：眼球壁は次の3層からなる。

① 外膜－眼球の最外側を取り囲む密性結合組織の膜で，角膜と強膜に分かれる。

② 中膜－血管とメラニン色素に富む膜で，虹彩，毛様体，脈絡膜に分かれる。

③ 内膜－網膜と呼ばれ，網膜盲部と網膜視部に分かれる。網膜視部の構造：眼球の外側から内側に向かって，次の順番に細胞が配列する。視細胞（明暗・形を識別する杆状体細胞，色と

形を識別する錘状体細胞）→双極細胞→視神経細胞

眼球内部の構造－水晶体，硝子体－光の屈折器官

(4)聴覚・平衡感覚器－耳は聴覚・平衡感覚器であり，外耳・内耳・中耳に分かれる。

① 外耳－耳介にて音を集め，外耳道で音を鼓膜に伝える。

② 鼓膜－外耳と中耳の境にある薄い楕円形の膜である。

③ 中耳－鼓膜の内側で，鼓室とも呼ばれる。耳小骨（ツチ骨，キヌタ骨，アブミ骨）がある。鼓室前方から耳管咽頭口に続く耳管と呼ばれる管があり，通常は閉じているが嚥下作用で開口して，鼓室の気圧と外気圧の差を均等にする。

内耳－側頭骨錐体内部にある複雑な腔書である骨迷路，および骨迷走の中にある複雑な膜性の膜迷路からなる。骨迷路は，蝸牛，前庭，骨半規管から構成される。膜迷路は蝸牛管，球形嚢，卵形嚢，半規管からなる。

(5)味覚器－味覚の受容器は味蕾である。味蕾には味細胞，支持細胞，基底細胞があるが味細胞は味覚の受容器である。味覚は顔面神経（舌前２／３）と舌咽神経（舌後１／３）とによって伝えられる。

精選問題

問題36　誤っているのはどれか

１．表皮は重層扁平上皮からなる

２．皮下組織は疎性結合組織からなる

３．毛包には大汗腺が開口する

４．立毛筋は横紋筋である

解説

４．立毛筋は平滑筋である。

問題37　痛みの受容器はどれか

1．マイスネル小体
2．自由神経終末
3．メルケル細胞
4．筋紡錘

解説 ……………………………………………………………………………………

1．マイスネル小体は触覚を感受する。
3．メルケル細胞は触・圧覚を感受する。
4．筋紡錘は筋の伸長刺激を感受する。

問題38　網膜に含まれないのはどれか

1．毛様体
2．杆状体
3．錘状体
4．双極細胞

解説 ……………………………………………………………………………………

網膜は外側から，視細胞層，双極細胞層，視神経細胞層を構成する。視細胞には杆状細胞と錘状細胞の２種類の細胞があり，杆状細胞は明暗の識別，錘状細胞は色に感受性がある。毛様体は中膜にあり，水晶体の厚みを変化させる。

問題39　正しいのはどれか

1．鼓膜は中耳と内耳の境にある
2．内耳は後頭骨の錐体の中にある
3．内耳は耳管で咽頭と連絡している
4．中耳には２つの耳小骨がある

解説 ……………………………………………………………………………………

1．鼓膜は外耳と中耳の境に位置する。
2．内耳は側頭骨の錐体内部にある。
4．中耳には３つ（ツチ骨，キヌタ骨，アブミ骨）の耳小骨がある。

〈解答〉

問題36－４．　問題37－２．　問題38－１．　問題39－３．

参考資料 − 体表解剖

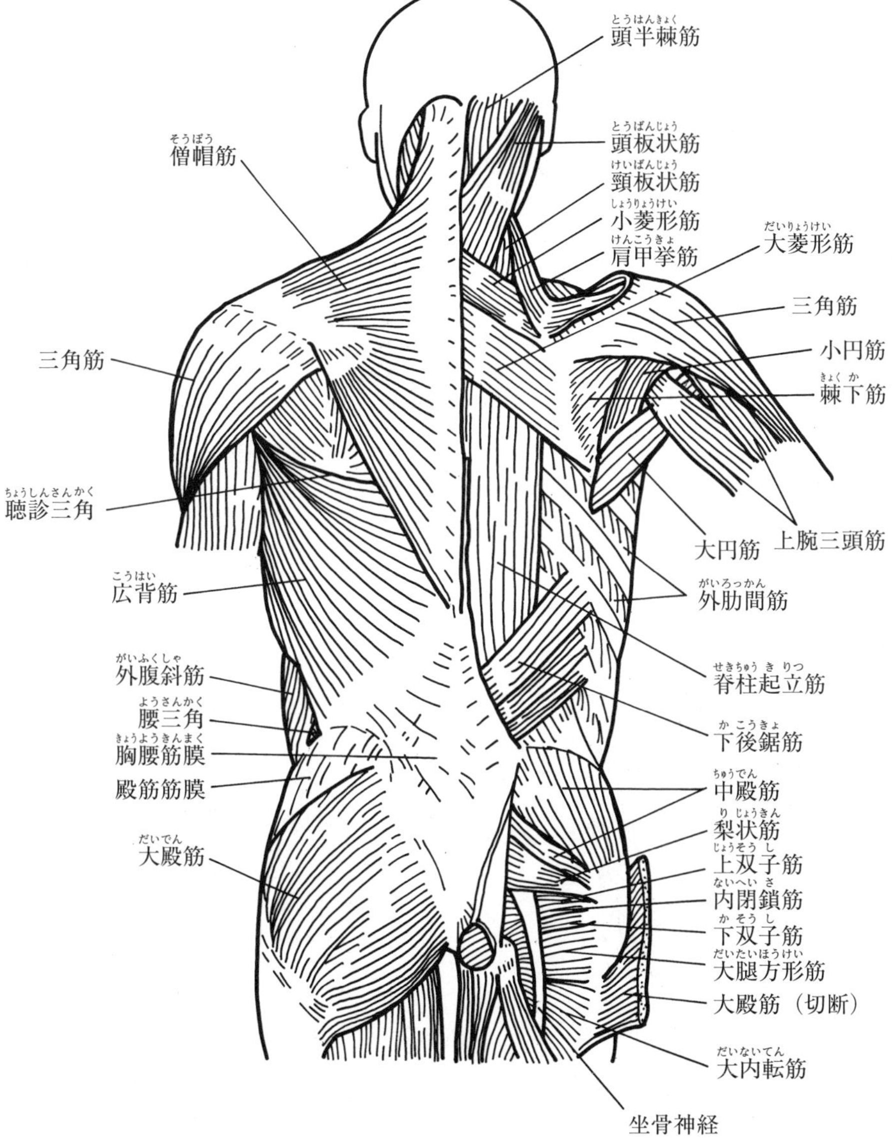

図　背部と臀部の筋

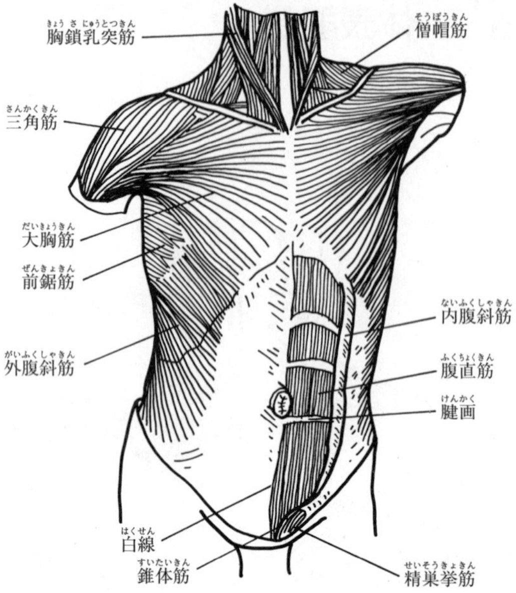

図　体幹の筋（前面）

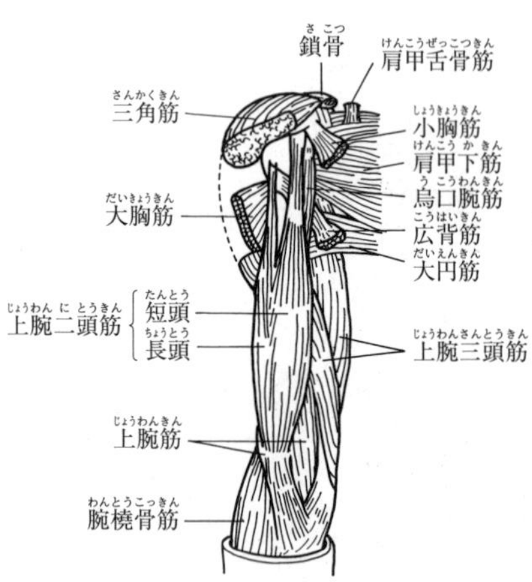

図　上腕前面の筋

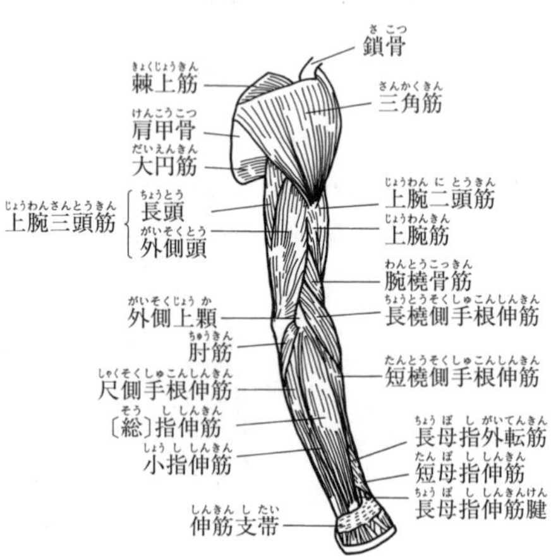

図　上肢後面の筋

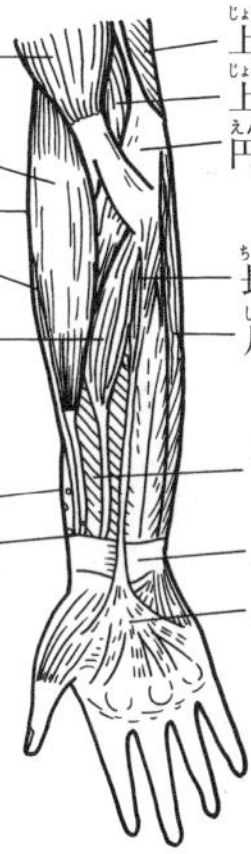

図　前腕の筋

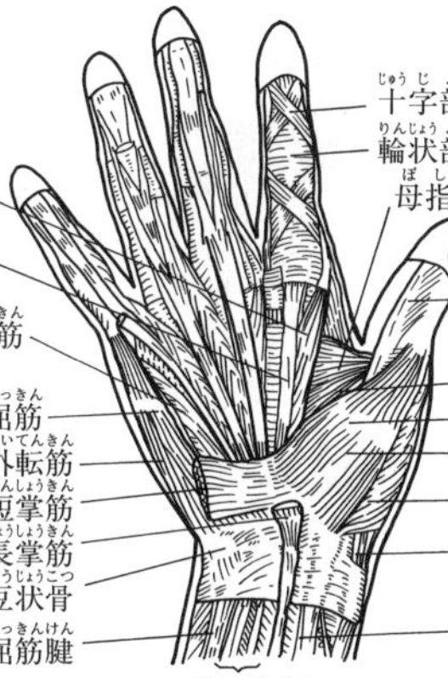

図　手掌の筋

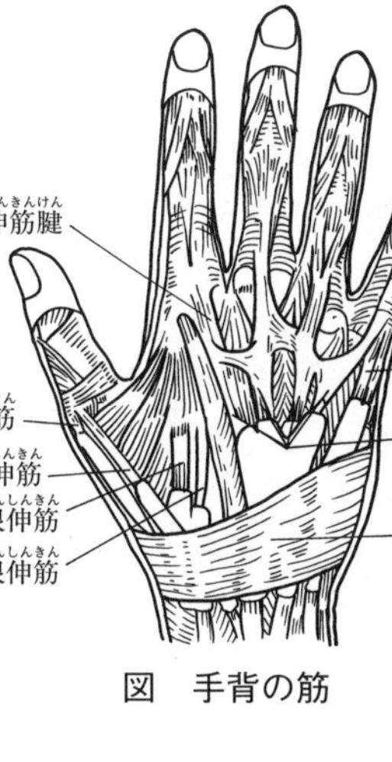

図　手背の筋

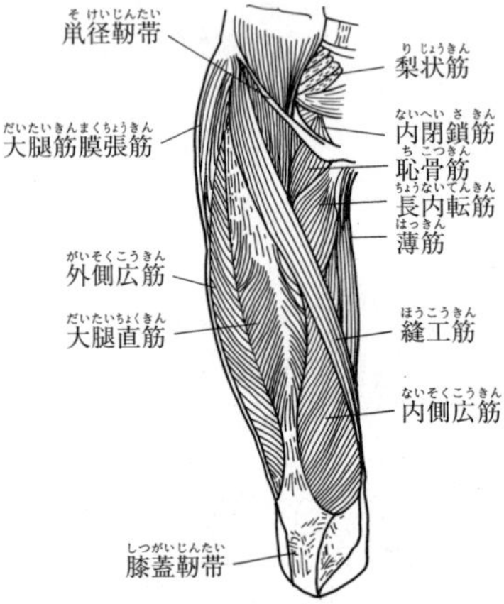

図　大腿の筋（前面）

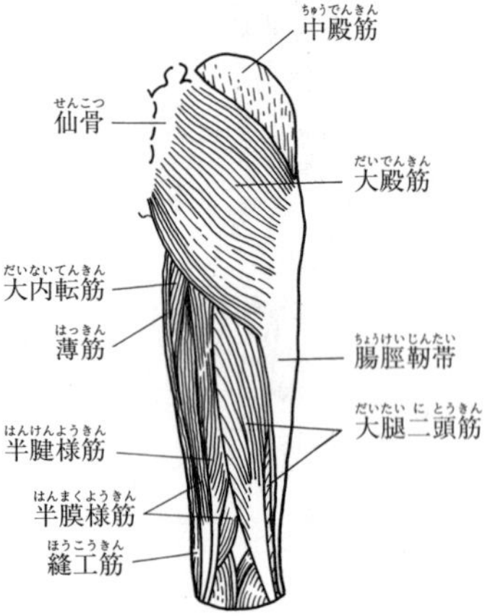

図　殿部と大腿後面の筋

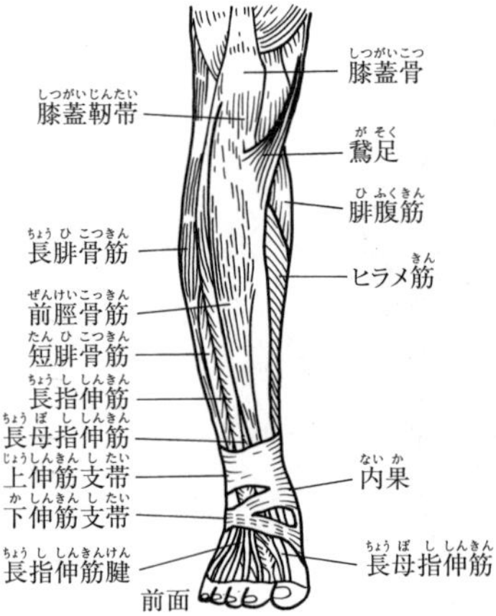

図　下腿前面の筋

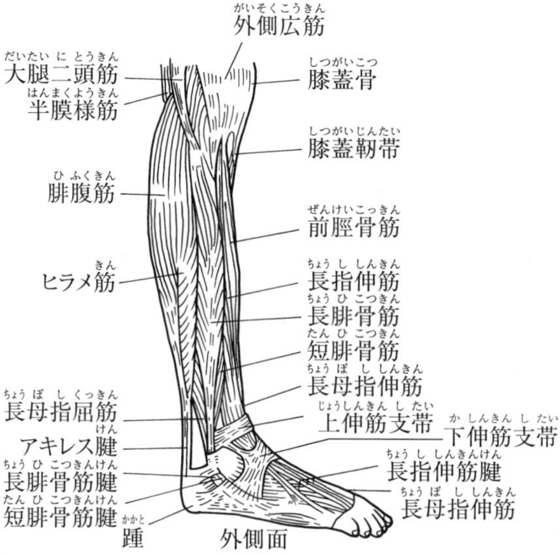

図　下腿の筋（外側）

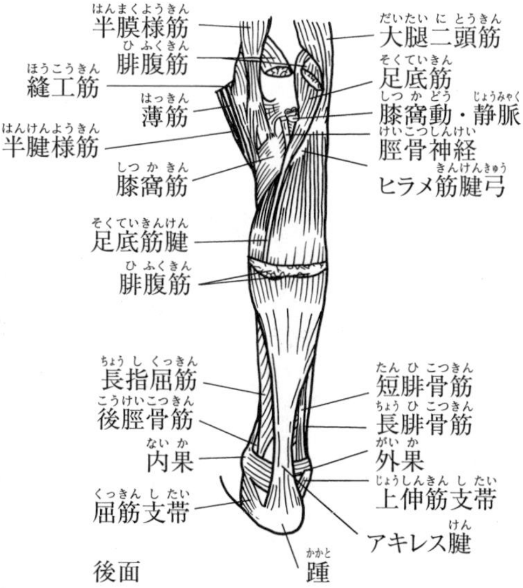

図　下腿後面の筋

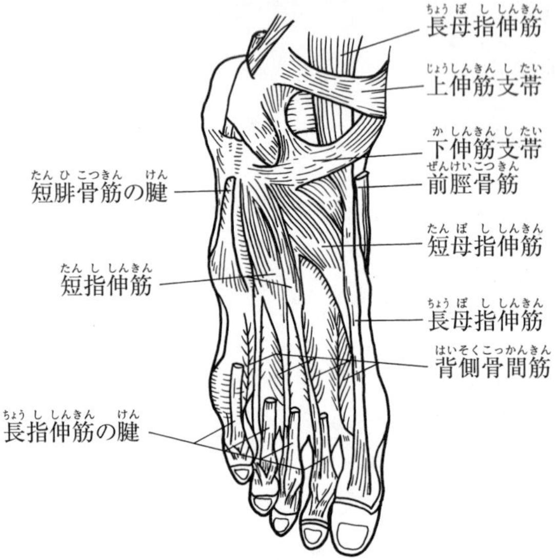
長母指伸筋
上伸筋支帯
下伸筋支帯
前脛骨筋
短腓骨筋の腱
短母指伸筋
短指伸筋
長母指伸筋
背側骨間筋
長指伸筋の腱

図　足背の筋

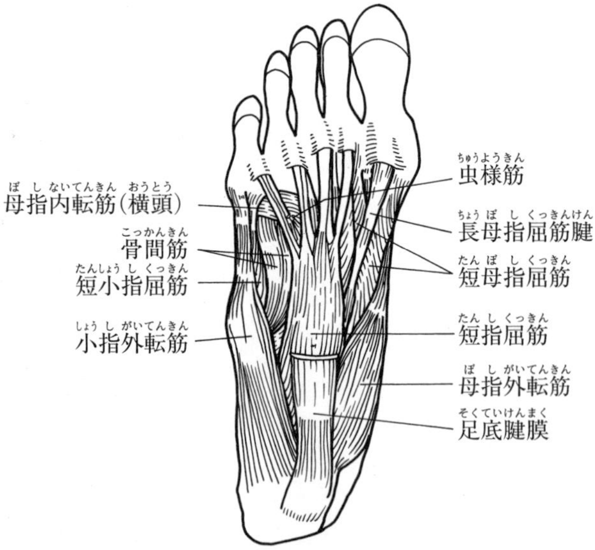
虫様筋
母指内転筋（横頭）
長母指屈筋腱
骨間筋
短母指屈筋
短小指屈筋
短指屈筋
小指外転筋
母指外転筋
足底腱膜

図　足底の筋

第2章

生理学

出題傾向（以下の項目とポイントは特に重要です）

2．血液と循環（赤血球の性質，血圧）
3．呼　吸（酵素解離曲線）
5．消化と吸収（消化酵素，消化液分泌機構，消化管ホルモン）
8．内分泌（全搬）
9．神　経（中枢神経，末梢神経，自律神経，神経伝達物質）
10．筋の構造（興奮収縮連関）
11．感覚の生理（特殊感覚の受容器）
12．生　殖（全搬）

1. 総　論

試験によく出る重要ポイント

(1) 細胞膜の機能

細胞膜は細胞と外部環境とを隔離し，内部環境の恒常性の維持機構，細胞への機能維持に働いている。細胞は細胞膜を境にして細胞内には小器官が存在し，細胞の機能維持に働いている。

(2) 細胞内小器官

① 核－核は核膜に包まれ，内部には遺伝子情報である**DNA（デオキシリボ核酸）**およびこれと結合している蛋白質からなる。核内にはリボソーム RNA（リボ核酸）合成の場である核小体があり，DNA の**遺伝子情報**に基づき蛋白質合成を行う。

② 粗面小胞体－表面に粒子状の**リボソーム**が付着した構造体で，**蛋白質が合成される**。

③ 滑面小胞体－多種類の酵素が**脂質の合成**および分泌の場となっている。

ミトコンドリア－酸化反応により高エネルギー化合物である**ATP が合成**される。

(3) 全水量

体の水分の総和を全水量といい，**成人男性の体重の約60%**を占め，その 3 分の 2 は細胞内液， 3 分の 1 は細胞外液である。

(4) イオン組成

体液の中には多くのイオンが溶けており，陽イオンは K^{+}，Ca^{2+}などがあり，陰イオンは HCO_3^{-}，HPO_4^{2-}などがある。

(5) 酸塩基平衡の調節

PH は H^{+}濃度の逆体数表示である。体液の PH は通常**7.40（7.35～7.45）で，弱アルカリ性**である。体液が PH 7.3以下の場合をアシドーシス，PH 7.5以上の場合をアルカイドーシスという。

(6) 輸送

① 受動輸送

・拡散－物質が濃度の高いほうから低いほうへ移動すること。

・促通拡散－特異的に結合する膜蛋白質を介し，濃度交配によって細胞内を移動する。

・浸透と浸透圧－溶媒（水）や低分子イオンは通過させるが高分子溶質は通過させない膜を半透膜という。生体膜のほとんどは半透膜で，半透膜を隔てて濃度の異なる溶液が接すると，薄くなるような方向に溶媒（水）が移動する。この現象を浸透という。浸透圧とは半透膜を隔てた反対側から溶媒（水）を引き寄せる力である。濃度が高いほど浸透圧が高い。

・ろ過－液体と固体とが混合している混合液を分離する方法である。

② 能動輸送

エネルギーを使用し濃度勾配や電気勾配に逆らった方向への移動である。ATP を消費して物質を移動するもので，この輸送を行っているのを**ポンプ**と呼ぶ。

・一次性能動輸送－Na^+-K^+ポンプが代表的である。

・二次性能動輸送－Na^+またはK^+が別の担体と結合し，濃度勾配によって受動的に移動するのに伴って，他の物質が移動することがある。

精選問題

問題1　脂質を合成する細胞内小器官はどれか

1．ミトコンドリア
2．粗面小胞体
3．核
4．滑面小胞体

解説

1．ミトコンドリアには ATP の合成に必要な酵素が多く存在している。
2．粗面小胞体にはリボソームが付着し蛋白質が合成される。
3．核には核酸である DNA と RNA が存在し，主成分は染色体で DNA およびこれを支持する蛋白質からなる。
4．滑面小胞体は多種類の酵素が脂質の合成および分泌に関与する。

問題2　正常な体液で正しいのはどれか

1．成人では体重の約50%は水である
2．細胞内液よりも細胞外液のほうが多い
3．食塩の過剰摂取で体液量は増加する
4．緩衝系は体液の PH を変動しやすくする

解説

1, 2．体液は体重の約60%を占め，細胞内には約40%，細胞外には約20%存在する。
3．食塩の過剰摂取では体液の浸透圧が上昇し，脳下垂体後葉からバゾプレッシン分泌が増加して腎臓の集合管から水の再吸収が増加するので体液量は増加する。
4．緩衝系とは多少のアルカリや酸が加わっても変動しにくい系である。

問題3　細胞外に含まれる陽イオンで最も濃度が高いのはどれか

1．ナトリウム　2．カリウム
3．カルシウム　4．マグネシウム

解説

体液の中には多くのイオンが溶けており，陽イオンはナトリウム，カリウム，カルシウム，マグネシウムなどがある。細胞内液にはカリウムイオンが多く，細胞外液にはナトリウムイオンが多い。

問題4　エネルギー源として ATP を必要とするのはどれか

1．ろ過　　2．能動輸送
3．浸透　　4．拡散

解説

1．液体と固体とが混合している液を分離する方法である。
2．ATP を消費して物質を移動するもので，この輸送機構をポンプと呼ぶ。
3．半透膜を隔てて濃度の異なる溶液が接すると，薄くなるような方向に溶媒（水）が移動する現象をいう。
4．物質が濃度の高いほうから低いほうへ移動する現象である。

〈解答〉

問題1－4．　問題2－3．　問題3－1．　問題4－2．

2. 血液と循環

試験によく出る重要ポイント

(1)赤血球の機能と性質

赤血球は，無核で中央の凹んだ座布団状の細胞で，O_2，CO_2運搬，体液，PH の調節などの機能を持っている。赤血球の主成分は複合蛋白体ヘモグロビン（Hb）である。Hb は 96 %のグロビンと 4 %のヘムからなり，分解されて胆汁色素であるビリルビンなどを生じる。全血液容積に占める赤血球容積の割合を**ヘマトクリット値**という。

エリスロポエチン（EPO）は腎臓で合成される糖蛋白質で，腎臓を流れる血液の酸素分圧が低下すると，分泌が促進される。EPO は，骨髄の赤血球系幹細胞に働いて，血芽球の分裂と分化を促進する。肺や心臓疾患，慢性の失血，酸素分圧の低い高所での生活など，慢性的な酸素欠乏時には EPO による造血が盛んになる。

(2)心臓

① 心臓のポンプ作用

心臓のポンプ機能を担う固有心筋は心房筋と心室筋である。電気的興奮の発生と興奮の伝導を主に担っている筋群は**特殊心筋あるいは刺激伝導系**といわれる。心筋は周期的な刺激に対応して収縮を起こし，そして弛緩することを繰り返す。これを心周期という。心周期は心房収縮期，等容積収縮期，駆出期，等容積弛緩期，充満期に分けられる。律動性興奮の駆動源は上大静脈の右心房開口部前縁にある洞房結節の自律興奮であり，この細胞群を**ペースメーカー細胞**と呼ぶ。

② 心電図

心臓の電気活動による胸部の電位分布の変化を皮膚上に電極を装着して測定器でとらえたもの（**双極誘導法と単極誘導法がある**）。

③ 心電図波形

P 波：心房筋が脱分極し生じる波

QRS 波：心室の脱分極によって生じる波

T波：心室の再分極によって生じる波
PQ（PR）時間：房室伝導に要する時間
QRS幅：心室内伝導時間
ST部分：心室内全体の興奮状態
QT時間：心室の脱分極開始から再分極終了までの時間
基線：T波の終わりとP波の始めを結ぶ線

(3) 循環の調整

① 全身的調整

循環の全身的な調整の意義は，総末梢抵抗と心拍出量を維持し，血圧勾配に応じて血流量を確保することにある。**血圧は血管抵抗と循環血液量の関係で定まる。**

② 中枢性調整

血管や心臓の受容体を介する求心性刺激は**延髄にある孤束核**に集まる。求心性刺激の増加は，副交感神経である迷走神経を介した心機能抑制に，また交感神経の抑制による血管緊張の低下をもたらす。一方，求心性刺激の減少は血管緊張を高める。

③ 神経の反射性調整

動脈圧受容体：全身血圧は頸動脈洞や大動脈弓に多く存在する圧受容体（圧受容器）によって，平均血圧および脈圧の情報を伸展によって感受する。

④ 局所性調整メカニズム

血流の局所性調整および**フランクスターリング機構（心筋は筋の長さを伸展するほど収縮力が強くなる）**による心拍出量の調整。

心房性ナトリウム利尿ペプチド（α-ANP）

血管拡張性ペプチドで，血液量が増大して心房壁が伸展されると放出される。腎臓においてはNa利尿を促進，レニン分泌を抑制し，血管壁においては血管拡張作用を示す。総合的には血圧降下，体液量減少，Na濃度減少などの作用がある。

精選問題

問題5　ヘモグロビンについて誤っているのはどれか

1．分解されるとビリルビンが生じる
2．ヘムとグロビンという蛋白質からなる
3．血液の緩衝作用に寄与しない
4．血中炭酸ガスの一部を運搬する

解説

1．分解してビリルビンができ胆汁成分となり腸管に分泌される。
2．鉄を含むヘムという色素とグロビンからなる複合蛋白質である。
3．H^+と結合し，PH 緩衝系に寄与する。
4．ヘモグロビンは炭酸ガスの一部を運搬する。

問題6　心電図から判読できないのはどれか

1．心拍出量
2．心拍数
3．心室内伝導時間
4．房室伝導時間

解説

1．心拍出量は心筋の収縮力，心拍数，静脈還流量，血管抵抗によって変化し，心電図では求めることができない。
2．心拍数は RR 間隔から求められる。
3．心室内伝導時間は QRS 幅によって示される。
4．房室伝導時間は PQ（PR）時間で表される。

問題7　酸素受容器があるのはどれか

1．頸動脈洞
2．大動脈弓
3．肺胞
4．頸動脈体

解説

1．2．頸動脈洞，大動脈弓は圧受容器であり，血圧上昇時に情報を延髄に伝える。
3．空気と血液の間のガス交換を行う場所である。
4．頸動脈体は酸素受容器である。

〈解答〉

問題5－4．　問題6－1．　問題7－4．

3. 呼　吸

試験によく出る重要ポイント

(1) 呼吸器

換気－肺に含まれる気体の量を**肺容量**という。安静時の呼吸で肺に出入りする空気の量を1回換気量という。安静呼息のあと努力性呼息によって最大限に呼気を行ったときに肺から排出される空気量を予備呼気量といい，そのときなお肺に残る気量を残気量という。吸気位からさらに最大限に吸気を行ったとき，この量を予備吸気量という。

1回換気量と，**予備呼気量**，**予備吸気量の和が肺活量**で，これに残気量を合わせ全肺容量という。胸膜腔内の圧は大気圧以下で陰圧に保たれている。吸息時には横隔膜と外肋間筋が収縮する。呼息時には横隔膜と外肋間筋は弛緩し，内肋間筋が収縮する。

(2) ガス交換と運搬

O_2の運搬－血液中に溶けたO_2は赤血球内に入り，ヘモグロビンと結合し，末梢組織に運ばれる。O_2分圧が低下すると解離し，O_2を供給する。

CO_2の運搬－細胞から放出されたCO_2は一部は水に溶けるが，大部分は赤血球に拡散し，**H^+とHCO_3^-に解離する。**H^+はヘモグロビン結合し，HCO_3^-は血漿中に入る。ヘモグロビンの酸素解離曲線は，CO_2分圧上昇，PH低下，温度上昇，2,3－DPG量が多いとき，右方へ移動する。

(3) 呼吸運動の調整

様々な情報を統合して呼吸を調整しているのが延髄，橋にある呼吸中枢である。一方，随意的な調整は大脳皮質や視床下部などの上位中枢からの刺激が呼吸の運動ニューロンに送られることによって行われる

① 呼吸反射

気道および肺の受容器：延髄の呼吸中枢は，気道および肺の受

容器からの入力を受ける。吸息期の肺の拡張により肺が伸展すると求心性迷走神経が刺激され，吸息ニューロンの活動を抑制し，呼息期に移行する。肺の縮小により伸展受容器への刺激が低下し，再び吸息ニューロンの活動が増す。これを**ヘーリング・ブロイエル反射（肺迷走神経反射）**という。

② 化学的受容器

呼吸中枢は，血液や脳脊髄液のCO_2分圧やO_2分圧やPHの変化の入力を受ける。（中枢性化学受容器：延髄の腹側表面にあり，脳脊髄液のPHの調節をしている。H^+の増加が延髄腹側表層の化学受容器を刺激して呼吸中枢に伝えられ呼吸を促進させる。）

（末梢性化学受容器：**頸動脈体と大動脈体**にあり，動脈血中のO_2分圧の下降，CO_2分圧の上昇，PHの低下は，末梢性化学受容器によって感知され，副交感神経系を通って延髄孤束核に達し，呼吸中枢に伝えられ，呼吸運動が促進される。）

(4) 異常呼吸

① チェーンストークス呼吸

周期性呼吸の1種で，浅い呼吸から次第に深い呼吸になり，再び浅くなって15～40秒の無呼吸期に移行するという周期を比較的規則的に繰り返すものである。脳疾患，尿毒症，各種中毒症状や病気の末期，正常者の睡眠中などにみられる。

精選問題

問題８　ヘモグロビンの酸素結合度が減少する要因はどれか

A. PH低下

B. CO_2分圧上昇

C. 温度低下

D. DPG（2,3－ジフォスフォグリセリン酸）減少

１．A，B　２．A，D　３．B，C　４．C，D

解説

肺から血液に取り込まれた酸素はヘモグロビンと結合して全身に運ばれる。各組織では酸素摂取量が多い箇所ほど代謝が盛んで温度，CO_2分圧が上昇し，PHは

低下する。さらに糖質の分解産物である2，3－DPGが多いのが特徴で，この場合ヘモグロビンの酸素結合度は減少する。

問題9　ヘモグロビンの酸素解離曲線に関して正しいのはどれか

1．CO_2分圧の低い組織では，酸素結合度は下がる
2．PHの低い組織では，酸素の結合は多くなる
3．温度の高い組織では，酸素の解離は多くなる
4．代謝が低下した組織では，曲線は右方へシフトする

解説

血液中の酸素はヘモグロビンと結合し末梢組織へと運ばれる。末梢組織では酸素分圧が低下するのでヘモグロビンは酸素を解離する。酸素解離曲線は，温度，二酸化炭素分圧上昇，PH低下，2,3 DPG増加によって右方移動する。

問題10　二酸化炭素受容器があるのはどれか

1．延髄
2．頸動脈洞
3．肺胞
4．頸動脈体

解説

1．延髄には科学受容器があり，二酸化炭素濃度の変化に敏感である
2．頸動脈洞は圧受容器があり，血圧調整を行う
3．肺胞はガス交換を行う箇所である
4．頸動脈体は酸素受容器である

問題11　肺伸展受容器からの求心性神経はどれか

1．迷走神経　　2．副神経
3．三叉神経　　4．舌咽神経

解説

肺が伸展すると求心性迷走神経が興奮し，吸息性ニューロンの活動を抑制し呼息期に移行する。肺の縮小により伸展受容器への刺激が低下し，再び吸息ニューロンの活動が増す。この反射をヘーリング・ブロイエル反射（肺迷走神経反射）という。

〈解答〉

問題8－1．　問題9－3．　問題10－1．　問題11－1．

4. 栄養と代謝

試験によく出る重要ポイント

(1) 三大栄養素

糖質，蛋白質，脂質を**三大栄養素**という。水，ビタミン，ミネラルを**保全素**といい，これらを合わせて六大栄養素という。

① 糖質－多糖類は，単糖類として体内に入る。そのうちグルコースはエネルギー源として最も重要で，グリコーゲンとして肝臓や筋肉，脂肪に変換されて貯蔵される。

② 蛋白質－アミノ酸に分解されて体内に入る。エネルギー源だけでなく，身体を構成するあらゆる組織・臓器の主成分となる。

③ 脂質－中性脂肪，コレステロール，リン脂質，糖脂質などがあり，中性脂肪は分解されて脂肪酸とグリセロールになって吸収される。

④ ビタミン－酵素作用を発揮させる上で必要な補酵素の構成成分である。生体内で合成できないため栄養素として摂取しなければならない。各々のビタミンには特有の欠乏症状がある。

(2) 物質代謝

① 糖質代謝－**解糖**：無酸素の糖分解反応でグルコースがビリルビン酸から乳酸まで代謝される。**酸化**：有酸素下ではクエン酸回路により酸化してエネルギーを発生させ，水と二酸化炭素ができる。

② 蛋白質代謝－アミノ酸に消化分解後，小腸より吸収されて肝臓にいく。肝臓で蛋白質に合成されたり，肝臓を通過して各組織細胞に運ばれそれぞれに特異的な蛋白質に合成される。

③ 脂質代謝－小腸内で脂肪酸とグリセロールに分解されて吸収された脂質は，腸管壁粘膜細胞内で再びトリグリセリドに合成され，リポ蛋白に覆われたカイロミクロンとなり血中に入り，臓器組織の細胞で代謝される。

(3)エネルギー代謝

① 異化作用・同化作用

物質を分解して生ずるエネルギーを生体機能のために使用する過程を異化作用，栄養素の分解産物を材料として合成を促進するのを同化作用という。

三大栄養素は生体内で，**糖質4 kcal/g　蛋白質4 kcal/g　脂質 9 kcal/g** のエネルギーを発生する。

② 基礎代謝量－運動，熱生産，熱拡散，消化，吸収などを行っていないときの代謝量をいう。基礎代謝量は年齢が若いほど高く，男性のほうが女性よりも高い。

③ 呼吸商－基質の燃焼に消費した酸素量と排出した炭酸ガス量の比を呼吸商という。呼吸商は**糖質1.0**，**蛋白質0.8**，**脂質0.7**を示す。

精選問題

問題12　1グラムあたりの発生エネルギーが最も大きいのはどれか

1．脂質
2．糖質
3．ビタミン
4．蛋白質

解説

三大栄養素はエネルギー源となる栄養素で，生体内でそれぞれ1ｇあたり糖質 4 kcal，脂質 9 kcal　蛋白質 4 kcal のエネルギーを発生する。ビタミンは保全素でエネルギー源にはならない。

問題13　疲労した骨格筋で蓄積するのはどれか

1．グリコーゲン
2．ATP
3．乳酸
4．クレアチリン酸

解説

筋収縮と弛緩にはATPがエネルギー源である。有酸素では効率よくATPが産生されるが，筋肉の収縮が長く続き，強度な運動の場合はATPの産生が追いつかなくなるのでグリコーゲンを分解し，解糖によって乳酸が生成される過程が生じる。この過程が盛んに働くと，グリコーゲンが低下し乳酸が増加する。

問題14　基礎代謝量に関与しないのはどれか

1．運動
2．熱産生
3．消化
4．呼吸

解説

基礎代謝量とは運動，熱産生，熱放散，消化，吸収などを行っていないときの代謝量をいう。

問題15　呼吸商を求めるのに必要なのはどれか，2つ選べ

1．尿中窒素排泄量
2．酸素消費量
3．二酸化炭素排出量
4．機能的残気量

解説

呼吸商は酸素消費量と二酸化炭素排出量の比をいう。

〈解答〉

問題12－1．　問題13－3．　問題14－4．　問題15－2，3

5. 消化と吸収

試験によく出る重要ポイント

(1) 消化液の分泌

消化液には唾液，胃液，膵液，胆汁，腸液がある。

(2) 唾液の分泌調節

唾液分泌は自律神経によって調整され，副交感神経が促進的作用を持ち，交感神経が抑制的作用を持つ。唾液腺には，耳下腺，顎下腺，舌下腺の3つの大唾液腺のほか，口腔内には小唾液腺が無数にある。

(3) 胃液の分泌調整

胃液分泌の3相－①**脳相**：視覚，味覚，嗅覚，さらには記憶などを含む高位中枢の刺激が迷走神経を介して胃液を分泌する。②**胃相**：食物中のアミノ酸，アルコールなどが胃幽門腺のG細胞を刺激して迷走神経のガストリン放出作用を促進し，ガストリンを血中に放出し，これが胃腺の壁細胞を刺激して胃酸を大量に含む胃液を分泌する。③**腸相**：十二指腸に内容物が送られると，腸管から，セレクチン，GIPなどの消化管ホルモンが血中に分泌される。

(4) 膵液の分泌

膵臓の外分泌細胞で合成され，十二指腸のオッディ筋部分に導管が開口する。蛋白質，脂質，糖質の分解酵素を含む。蛋白質分解酵素はトリプシン，キモトリプシン，カルボキシペプチターゼ，エラスターゼなどがあり，脂質分解酵素はリパーゼ，コレステロールエステラーゼ，ホスホリパーゼ，糖質分解酵素はアミラーゼなどがある。

(5) 胆汁

肝細胞と胆細管細胞が分泌した胆汁は，総胆管を経て，胆嚢に貯蔵される。胆嚢内で水分，電解質が再吸収されて，濃縮した胆汁が十二指腸で分泌される。胆汁の組成は胆汁酸，リン脂質，コレステロール，ビリルビンなどがある。

(6) 腸液

小腸上皮細胞からは，粘液と数種のイオンが消化管内に分泌される。腸液には細胞外酵素と細胞内酵素があり，細胞外酵素には**エンテロキナーゼ**があり，エンテロキナーゼはトリプシノーゲンをトリプシンに変える。

(7) 各栄養素の消化と吸収

① 水と電解質の吸収－水は浸透圧差により，**細胞膜の小孔を通過する受動輸送**である。**Ca^{2+} や Fe^{2+} は能動輸送**される。Mg^{2+} や SO_4^{2-} はほとんど吸収されない。

② 糖質の吸収－糖は小腸上皮細胞で，Na^+ イオンとの共輸送系で吸収される。

③ 蛋白の吸収－アミノ酸は，酸性，中性のアミノ酸がそれぞれ共通の Na^+ イオンとの共輸送体を介して二次的能動輸送により吸収される。

④ 脂質の吸収－脂肪は脂肪酸とモノグリセリドに分解され，胆汁酸の作用でミセルとなり，微絨毛から拡散によって上皮細胞内に移行する。その後脂肪に再合成され，リポ蛋白質を形成しリンパ管に入る。

(8) 排便反射

直腸が糞便で拡がり，内圧が高まり壁の平滑筋が刺激されて便意をもよおす。内肛門括約筋は交感神経で収縮し，副交感神経で弛緩する。直腸が拡張されると反射的に弛緩する。外肛門括約筋は横紋筋で，陰部神経により支配される。直腸内圧が高まると，内，外肛門括約筋が反射的に弛緩し，直腸内容が排泄される。排便は脊髄反射だが，意志的に外肛門括約筋を弛緩し，腹筋を収縮し随意的に行うこともできる。

精選問題

問題16　胃液の分泌機序で正しいのはどれか

1．脳相－舌下神経
2．胃相－ガストリン
3．胃相－副神経
4．腸相－トリプシン

解説

1．脳相は迷走神経を遠心路として起こる分泌である。
2．胃壁の化学刺激はガストリンを分泌し，胃酸分泌が促進される。
3．胃壁の機械的刺激は，壁内反射や迷走神経を介して分泌が促進する。
4．トリプシンは膵液の蛋白質分解酵素である。

問題17　胆汁に含まれないのはどれか

1．胆汁酸　　2．リン脂質
3．コレステロール　　4．間接型ビリルビン

解説

胆汁の組成は，胆汁酸，リン脂質，脂肪酸，コレステロール，中性脂肪などである。赤血球中のヘモグロビンの分解産物であるビリルビンは直接型であり，関節型ビリルビンは含まれない。

問題18　排便反射の誘発について誤っているのはどれか

1．骨盤神経求心路の興奮
2．直腸壁の伸展
3．腹圧の上昇
4．結腸の強い蠕動

解説

結腸の強い蠕動運動によって，便が直腸に移動すると直腸が伸展し，骨盤求心路の興奮が起こり中枢に伝わる。その結果，骨盤神経遠心路の活動が亢進し，腸の収縮促進，下腹神経緊張抑制が起こり，内肛門括約筋が弛緩，外肛門括約筋を抑制して弛緩させる。

〈解答〉

問題16－２．　問題17－４．　問題18－３．

6. 体温調整

試験によく出る重要ポイント

(1)熱産生と熱放散

① 熱産生

中等度の温度環境や高温環境にいるときには，脳，肝臓，腎臓など，常時代謝の盛んな臓器が産生する熱が体温保持に貢献する。作業時，運動時には骨格筋による熱産生が加わる。寒冷環境では，骨格筋の同時収縮が律動的に繰り返される（ふるえ）が起こり熱を産生する。食事の後 30～40 分後に代謝の亢進が起こり熱が産生される。これを食物の特異動的作用といわれる。

② 熱放散

物理的な熱放散の仕組みには，**輻射，伝導，対流，蒸発**がある。輻射とは体表面から電磁波として熱が周囲へ放散されることで，常温では熱放散量の約 60 ％が輻射である。伝導と対流とは皮膚温が環境温より高ければ熱が体から放散され，低ければ加温されることで，蒸発とは皮膚や気道からの水分蒸発によって体から気化熱を奪い熱放散を行う仕組みのことである。外気温が35度以上では，95%以上が蒸発である。

③ 熱放散の促進－環境温が高いときは**皮膚血管の調整や発汗**が起き，熱放散を促進する。

④ 熱放散の抑制－環境温が低いときは**ふるえおよび非ふるえ熱産生**により熱産生を促進するとともに，皮膚血管の収縮により熱放散を抑制する。

⑤ 体温調節機構－視床下部前部から視索前野にかけて存在する温度感受性ニューロンがあり，温度の上昇を感じる**温ニューロン**と温度の下降を感じる**冷ニューロン**がある。

⑥ 発熱

発熱は感染が原因の場合が多いが，これは外因性発熱物質が白血球（主としてマクロファージ）に作用して内因性発熱物質（**インターロイキン1**）を産生する。インターロイキン1は視床下部前部－視索前野領域に作用してプロスタグランジンの産生を促す。このプロスタグランジンが温ニューロンの活動を抑制し，冷ニューロンの活動を促進するため，体温が上昇し発熱する。

精選問題

問題19　気温25度で体熱放散の割合が最も多いのはどれか

1．対流
2．伝導
3．輻射
4．蒸発

解説

気温25度では体熱放散は輻射が約50%，伝導と対流が約30%，蒸発が約20%である。

問題20　マクロファージが分泌する内因性発熱物質はどれか

1．インターフェロン
2．インターロイキン1
3．アルブミン
4．アルギニン

解説

インターロイキン1はマクロファージから産生され，プロスタグランジンを産生する。このプロスタグラジンが温度感受性ニューロンに作用し，体温が上昇し発熱する。

〈解答〉

問題19－3．　問題20－2．

7. 尿の生成と排泄

試験によく出る重要ポイント

(1)腎の機能的構造

腎臓の**腎小体**（糸球体，ボーマン嚢）とそれに続く**尿細管**（近位尿細管，ヘレンの係蹄，遠位尿細管）が腎における尿生成の機能的単位となっており，これを**ネフロン**（腎単位）と呼ぶ。左右の腎にそれぞれ約100万個のネフロンがある。

(2)尿の生成

① 糸球体ろ過

ろ過の原動力は糸球体血圧で，糸球体毛細血管からボーマン嚢への血漿のろ過は分子レベルでのふるい分けが行われる。糸球体ろ過膜は，分子量が大きい（70000以上）物質はほとんど透過させない。**ろ過時に働く有効ろ過圧は（糸球体血圧）－（血漿膠質浸透圧）－（ボーマン嚢内圧）**にて求められる。

② クリアランス

クリアランスとは一定時間内に尿中へ排出されたある量の物質が血漿中にあったときには，何 ml の血漿が含まれていたかを表す値である。物質Xの1分当たりの尿中排泄量｛物質Xの尿中濃度（Ux）×尿量（V)｝をその物質の血漿中濃度（Px）で割った値を，物質Xのクリアランス（Cx）という。

③ 尿細管における再吸収

ほとんどの血漿成分は糸球体からボーマン嚢内へ出てくるので，生体に必要な成分は尿細管で再吸収して血中へ取り戻さなくてはならない。再吸収される物質は，**Na^+，Cl^-，HCO_3^-，アミノ酸，グルコース**がある。

④ 尿細管における分泌

からだにとって不要な物質は，糸球体ろ過→尿細管で分泌され効率よく尿中に排泄される。尿細管で分泌される物質には**尿酸，クレアチニン，アンモニア**がある。

(3) 排尿反射

膀胱容量が一定のレベルに達すると膀胱壁が伸展され，膀胱壁にある伸展受容器が興奮する。その興奮は**骨盤神経**を通って仙髄にある排尿中枢に伝えられる。仙髄の排尿中枢は，骨盤神経を介して膀胱を収縮させるとともに，**陰部神経**の働きを抑制して**外尿道括約筋**の緊張を緩め排尿を開始する。排尿が完全に行われるためには**橋の排尿中枢**が重要な役割を果たしている。

精選問題

問題21　腎臓で最も高率に排泄される物質はどれか

1．アミノ酸
2．クレアチニン
3．グルコース
4．蛋白質

解説

アミノ酸，グルコースは尿細管で再吸収され，蛋白質は通常排泄されない。クレアチニンは尿中に排泄される尿成分の一つである。

問題22　ある物質Ｘのクリアランスを求めるのに必要でないのはどれか

1．Ｘの血漿中濃度
2．Ｘの尿中濃度
3．尿比重
4．1分間尿量

解説

クリアランス＝（尿中の濃度×１分間尿量）を血漿中濃度で割った値で表される。

〈解答〉

問題21－２．　問題22－３．

8. 内分泌

試験によく出る重要ポイント

(1)下垂体前葉ホルモン

① **甲状腺刺激ホルモン**
② **副腎皮質刺激ホルモン**
③ **黄体形成ホルモン，卵胞刺激ホルモン**
④ **成長ホルモン**
⑤ **プロラクチン**

(2)下垂体中葉ホルモン－**αメラニン細胞刺激ホルモン**

(3)下垂体後葉ホルモン

① **バゾプレッシン**－バゾプレッシンの主な生理作用は抗利尿作用である。バゾプレッシンには腎の集合管細胞の水の透過性を高める作用があるので，集合管内の水は浸透圧勾配に従って間質中へ引き出される。その結果，集合管における水の再吸収量が増加するので尿の排泄量が減少する。
② **オキシトシン**－オキシトシンの作用には，授乳時の乳汁射出作用と分娩時の子宮収縮作用がある。

(4)甲状腺ホルモン

甲状腺には，ろ包細胞と傍ろ包細胞があり，ろ包細胞からはサイロキシンとトリヨードサイロニンが傍ろ包細胞からは**カルシトニン**が分泌される。甲状腺ホルモンの作用は熱産生（体温上昇），蛋白代謝，炭水化物代謝（血糖上昇），脂肪代謝（脂質の合成・分解を促進）がある

(5)副腎皮質ホルモン

副腎皮質は外側より**球状層，束状層，網状層**の３層からなり球状層からは電解質コルチコイドの**アルドステロン**，束状層からは糖質コルチコイドの**コルチゾール**，網状層からは**性ステロイド**が主として分泌される。

(6) 副腎髄質ホルモン

副腎髄質は**アドレナリン**，ノルアドレナリンなどのカテコールアミンを合成・分泌している。カテコールアミンは交感神経系の機能を増強するとともに，糖質代謝にも関与し，特に緊急の有害刺激に対して生体を抵抗させるのに重要なホルモンである。カテコールアミンは筋運動，寒冷，精神的感動，血圧低下，血糖低下，ストレス状態，緊急状態のときに分泌が促進される。

(7) 膵臓のホルモン

膵臓のランゲルハンス島からは，**インスリン，グルカゴン，ソマトスタチン，膵ポリペプチド**の 4 種のホルモンが分泌される。インスリンは肝臓や筋細胞においてグルコースからグリコーゲンの合成を促進する。また，脂肪細胞や筋細胞に作用して血中からグルコースの取り込みを盛んにし，脂肪やグリコーゲンの合成を促進する。その結果，血糖値が低下する。グルカゴンは肝臓において，グリコーゲンの分解や糖新生を促進し血糖値を上昇させる。

(8) 精巣ホルモン

精巣のライジッヒ細胞からテストステロンが分泌される。

(9) 卵巣ホルモン－① エストロゲン
② プロゲステロン

精選問題

問題23　甲状腺ホルモンの作用であるのはどれか

1．血糖低下
2．水分保持
3．体温低下
4．脂質分解

解説

甲状腺ホルモンの生理作用として，体温上昇，蛋白代謝，血糖上昇，脂肪代謝などがある。

問題24　インスリンの分泌を刺激するのはどれか

1．血糖
2．体温
3．血圧
4．血液量

解説

インスリンの分泌は血糖値の上昇や副交感神経の刺激などで促進され，ソマトスタチンや交感神経刺激などで抑制される。

問題25　血糖調節に関係しないのはどれか

1．インスリン
2．グルカゴン
3．コルチゾン
4．オキシトシン

解説

1．インスリンは細胞へのグルコース取り込みを促進して血糖値を低下させる。
2．グルカゴンは肝臓のグリコーゲン分解を促進して血糖値を上昇させる。
3．コルチゾンは副腎皮質ホルモンで糖新生を促進して血糖値を上昇する。
4．オキシトシンは授乳時の射乳促進，分娩時の子宮収縮促進をする。

〈解答〉

問題23－4．　問題24－1．　問題25－4．

9. 神　経

試験によく出る重要ポイント

(1) ニューロン－樹状突起，細胞体，軸索からなる神経系の構成要素

(2) 興奮と伝導

① 膜電位－細胞膜を挟んで，**内と外に関連するイオンが不均一に分布する結果，電位が生じる**ことを膜電位と呼ぶ。

② 静止電位－**ニューロンが興奮していないときの膜電位**のことで，負の電位であり，K^+の平衡電位に近い。

③ 活動電位－脱分極がある値を超えると，脱分極がさらに進み，急速に細胞膜内がゼロ電位に向かって進み，さらに電位の逆転を起こして細胞膜内が外に対して正の電位になり，すぐに下降してほぼ最初の電位に戻る。この電位変化を活動電位という。

④ 興奮の伝導

神経や筋膜のある部位に発生した活動電位は脱分極電位が閾膜電位を超えれば発生し，そうでなければ発生しない（**全か無の法則**）。伝導の仕方は，最初の活動電位が電気緊張性に波及して，隣の部分を脱分極し，閾膜電位を超えると，そこで活動電位が発生し，連続して活動電位が線維の端まで発生していく。線維が太いほど広がりも大きいので，神経線維は太いほど伝導速度が速い。伝導の 3 原則は**①絶縁伝導，②不減衰伝導，③両方向性伝導**である。

(5) シナプス伝達の特徴

①一方向伝達　②シナプス遅延　③易疲労
④酸素不足や薬物の影響を受けやすい　⑤反復刺激後増強

(6) 中枢神経

視床下部と辺縁系－視床下部と辺縁系は，個体維持と種族保存という基本的生命活動を上手く行わせるために，神経系と内分泌系を協調して

働かせるように調整する。さらに，本能的欲求や情動という精神を形成する。視床下部と辺縁系により統合される機能には，摂食行動，飲水行動，性行動，体温調節，情動行動，下垂体前葉ホルモンの分泌調節，下垂体後葉ホルモンの分泌調節，生物時計機能等がある。

(7) 末梢神経

① 脳神経

Ⅰ．嗅神経	Ⅱ．視神経	Ⅲ．動眼神経
Ⅳ．滑車神経	Ⅴ．三叉神経	Ⅵ．外転神経
Ⅶ．顔面神経	Ⅷ．内耳神経	Ⅸ．舌咽神経
Ⅹ．迷走神経	Ⅺ．副神経	Ⅻ．舌下神経

② 脊髄神経－頸神経８対，胸神経12対，腰神経５対，仙骨神経５対，尾骨神経１対の31対からなり，脊髄に入る求心性神経は脊髄後根を通り，脊髄から出る遠心性神経は脊髄前根を通る。

(8) 反射

神経系の構成要素はニューロンと，個々のニューロンが信号を伝達しあうシナプスであり，これらが回路を構成することにより神経系はその機能を発現する。自律神経系（無意識，自律的に働く神経系）も体性神経系（意識的に働く神経系）も，それらの機能を発現する最小単位は反射と呼ばれる。

① 脊髄反射－脊髄を介した反射（伸張反射，屈曲反射，腱紡錘の反射活動）

② 脳幹反射－脳幹（中脳・橋・延髄）を介した反射（角膜反射，開口反射，嚥下反射，咳反射）

精選問題

問題26　シナプス伝達の特徴として正しいのはどれか。２つ選べ

1．二方向伝達　　2．不減衰伝達
3．易疲労　　4．反復刺激後増強

解説

化学物質を介して行うシナプス伝達と，電気的興奮が神経線維を伝わる伝導との違いである。

シナプス伝達の特徴として，①一方向伝達，②シナプス遅延，③易疲労，④酸素不足や薬物の影響を受けやすい⑤反復刺激後増強，

伝導の３原則は，①絶縁伝導，②不減衰伝導，③両方向性伝導である。

問題27　脊髄の前根が切断されたときに起こるのはどれか

1．運動麻痺のみ
2．感覚障害のみ
3．腱反射亢進
4．感覚障害と運動麻痺

解説

1．運動は脊髄前根から出力される。
2．感覚は脊髄後根から入力される。
3．腱反射が亢進しているときは，筋が持続性の収縮を起こしている。
4．脊髄が完全に遮断されると，障害部位以下には随意運動の麻痺，感覚障害，脊髄反射消失が起こる。

問題28　舌咽神経の機能でないのはどれか

1．舌の後１／３の味覚
2．咽頭筋の運動
3．耳下腺からの唾液分泌
4．舌の運動

解説

舌咽神経は大部分知覚性で，舌の後１／３の知覚と味覚および咽頭粘膜の知覚をつかさどる。また，耳下腺への副交感線維と茎突咽頭筋への運動線維を含む。

問題29　視床下部にないのはどれか

1．摂食中枢
2．体温調節中枢
3．情動中枢
4．呼吸中枢

解説

呼吸中枢，嘔吐中枢，血管運動中枢は延髄にある。

〈解答〉

問題26－３，４．　問題27－１．　問題28－４．　問題29－４．

10. 筋の構造

試験によく出る重要ポイント

(1)筋の種類

筋は**横紋筋と平滑筋**に大別できる。横紋筋には**骨格筋と心筋**がある。骨格筋は多数の横紋筋線維から成り立っている。顕微鏡で見ると，筋線維には明帯と暗帯の縞がみえる。明るく見えるところを**I 帯**，暗く見えるところを**A 帯**と呼ぶ。A 帯の中央部にはやや明るい **H 帯**がある。I 帯の中央には明らかな隔膜があり，**Z 膜**と呼ばれている。

Z 膜から隣の Z 膜までが機能的単位であり，筋節という。筋節には太いフィラメントと細いフィラメントがあり，**太いフィラメントはミオシン，細いフィラメントはアクチン，トロポニン，トロポミオシン**で構成される。ミオシンとアクチンを収縮蛋白という。

(2)骨格筋筋収縮の仕組み

筋細胞膜の興奮

① 運動神経の興奮
② アセチルコリンが神経終末と筋細胞膜との間隙に放出
③ 運動神経終末にてアセチルコリンが結合する
④ 膜は脱分極を起こす
⑤ 活動電位が発生
⑥ 活動電位が横行小管を介して筋小胞体へと伝わる
⑦ 筋小胞体から Ca^{2+} が細胞質内へ放出
⑧ Ca^{2+} がトロポニンと結合
⑨ アクチンとミオシンの連結結合（アクチンとミオシンをつなぐ突起を架け橋：クロスブリッジという）
⑩ フィラメント滑走（収縮）

(3)筋収縮の種類

① 等尺性収縮－筋肉に力は発生しているが筋の長さは変わらない状態
② 等張性収縮－筋肉が負荷と釣り合った張力を持って長さが短く

なっていく状態

③　単収縮－1回の活動電位に対応して筋肉が収縮して弛緩する過程のこと

④　収縮の加重と強縮－2個の単収縮が重なり合って，張力が単収縮の場合の張力より大きくなる現象を**加重**という。弛緩の無い収縮しっぱなしの状態を**強縮**という。

(4)筋収縮のエネルギー

筋収縮の際にも弛緩の際にもATPの分解で生ずるエネルギーが必要である。筋収縮弛緩の過程でATPエネルギーを使うのは以下の3つである。

①　収縮の過程におけるクロスブリッジの運動

②　弛緩の過程におけるCa^{2+}の筋小胞体への回収の際

③　クロスブリッジとアクチンとの結合が周期的に離れる際

精選問題

問題30　骨格筋に存在しないのはどれか

1．筋細胞膜
2．筋小胞体
3．横行小管
4．連絡橋

解説

筋収縮の仕組みは筋細胞膜が興奮し，横行小管に沿って筋線維内部に伝わっていく。横行小管から筋小胞体に興奮が伝達され，筋小胞体内に蓄えられたCa^{2+}が細胞質中に放出される。Ca^{2+}はトロポニンと結合し収縮を開始する。

問題31　骨格筋の収縮で誤っているのはどれか

1．等張性収縮では筋肉の張力は一定である
2．静止長付近で張力は最大となる
3．単収縮が加重しても張力は変わらない
4．反復刺激によって筋肉が疲労すると張力は減少する

解説

1．等長性収縮では筋肉の長さは変化するが，筋肉の張力は一定である。
2．静止長付近ではミオシンフィラメントの全長でクロスブリッジがアクチンと結合するため，最大の張力が発生する。
3．単収縮が重なると張力は加算される。
4．筋肉が疲労すると張力は減少する。

問題32　正しいのはどれか

1．筋は弛緩の際にもATPを消費しない
2．骨格筋の通常の収縮は強縮である
3．弛緩による張力は筋の長さに依存しない
4．筋の強縮は活動電位の加重によって起こる

解説

1．筋の弛緩の際にもATPを消費する。
2．骨格筋は活動電位の不応期が筋収縮の経過に比べ著しく短く筋収縮は強縮となる。
3．弛緩による張力は静止長までは筋の長さに依存し，静止長よりが長くなっても，短くなっても減少する。
4．活動電位には加重は起こらない。

〈解答〉

問題30－４．　問題31－３．　問題32－２．

11. 感覚の生理

試験によく出る重要ポイント

(1) 視覚

網膜には光受容器（視細胞）である**杆状体**と**錘状体**がある。錘状体は明るいところで光と色を感じる昼間視の受容体で，杆状体はうす暗いとことで明暗を感じる夜間視の受容体である。杆状体の視物質はロドプシンで，ビタミンＡのアルデヒド（オプシンとレチナール）の複合体である。ビタミンＡの欠乏では暗がりでものが見えにくい症状を呈する。錘状体の視物質には赤，青，緑の光に対応して３種類あり，その１つはホトプシンとレチナールからなるヨドプシンで，赤い光に感受性がある。

① 視覚伝導路－網膜の視神経細胞は視神経，視交叉，視索を経て外側膝状体となり，ニューロンを変えて大脳新皮質視覚野に投射する。

(2) 聴覚

音振動は通常空気を媒介とし外耳に入り，鼓膜，耳小骨，前庭窓へと伝わる。前庭窓の振動は，基底膜を振動させ，そこの**有毛細胞**を興奮させる。有毛細胞によって受容された聴覚情報は大脳新皮質の聴覚野へ伝わる。鼓膜の振動は**ツチ骨，キヌタ骨，アブミ骨**の３つの耳小骨を介して伝わり，蝸牛前庭窓に伝えられる。

① 聴覚伝導路－有毛細胞の興奮は求心性神経である蝸牛神経に伝わる。その後いくつかのニューロンに変わり，内側膝状体に達し，大脳新皮質一次聴覚野に投射する。

(3) 平衡覚

生体が運動すると**回転加速度**と**直線加速度**が生じ，さらに運動の有無にかかわらず一定の大きさと方向を持つ直線加速度が常に作用している。

① 半規管－頭部回転の際，半規管内のリンパ液が逆方向へ移動するため有毛が屈曲し，この屈曲が脱分極の受容器電位を発生

する。

② 耳石器－有毛細胞を絶えず押している状態（直線加速運動）で，押し方が変わることで有毛の屈曲変化が起こり，脱分極の受容器電位を発生する。

③ 平衡覚伝導路－平衡覚は前庭神経として２次ニューロンにシナプスする。

(4) 嗅覚

鼻腔の嗅上皮にある嗅細胞が受容器で，嗅細胞の中枢端は伸びて嗅神経となる。

① 嗅覚伝導路－嗅球で嗅神経は僧帽細胞と房飾細胞とシナプスを作り，その軸索は嗅皮質に終わる。

(5) 味覚

味の感覚は，**甘，酸，苦，塩**の４種類の混合により生じる。甘味は舌尖，酸味は舌縁，苦みは舌根部，塩味は舌尖から舌縁部で閾値が低い。味覚器は味蕾と呼ばれ，中に味細胞がある。味細胞は唾液に溶け込んだ化学物質に反応し，活動電位を発生する。

① 味覚伝導路－**舌の前方２／３は顔面神経，後方１／３は舌咽神経**が支配し迷走神経を通って，延髄に達する。

(6) 皮膚感覚

触，圧覚，温覚，冷覚，痛覚の４種があり，受容器は皮膚内に点在する裸の神経終末，先端が膨隆した神経終末（ルフィニ小体，メルケル触覚版）および被覆性神経終末（パチニ小体，マイスネル小体）など色々な形をした感覚終末がある。

① 皮膚感覚伝導路－触，圧覚，深部感覚を伝える線維はそのまま脊髄後索を上行し延髄に達し，視床の腹側基底核群に終わる。

精選問題

問題33　視細胞で正しいのはどれか

1．中心窩には杆状体細胞がある
2．錘状体細胞は色彩を感受しない
3．錘状体細胞の視物質はロドプシンである
4．杆状体細胞は明暗に反応する

解説

1．中心窩には杆状体細胞は無く，錘状体細胞のみである。
2．錘状体細胞は明るいところで光と色を感じる昼間視の受容体である。
3．錘状体の視物質には赤を感受するヨドプシンがある。
4．杆状体細胞にはロドプシンがあり明暗を感受する。

問題34　回転運動を感受するのはどれか

1．半規管　　2．耳石器
3．鼓膜　　4．蝸牛管

解説

1．半規管は前，後ろ，外側の３半規管があり，回転運動を感受する。
2．耳石器は卵形嚢，球形嚢に分けられ，加速度を感受する。
3．鼓膜は伝音系の一部である。
4．蝸牛管は聴覚に関与する。

問題35　正しいのはどれか

1．水素イオンは味細胞における酸味の受容機構を刺激する
2．嗅覚では神経細胞が刺激を受容しない
3．1種類の匂いの受容体は１種類の匂い分子と反応する
4．味細胞は受容器細胞ではない

解説

1．酸味物質は水素イオンをもたらす無機，有機の酸である。
2．嗅細胞が刺激を受容する。
3．匂い物質統合部位は多くの物質と結合する。
4．味細胞は味蕾にあり，受容器細胞である。

〈解答〉

問題33－４．　問題34－１．　問題35－１．

12. 生 殖

試験によく出る重要ポイント

(1)染色体

男性は22×２本の常染色体とXYの２本の性染色体からなり，女性は22×２本の常染色体とXXの２本の性染色体からなる。

(2)生殖腺の性分化

男性では生殖腺隆起の髄質が発達しテストステロンを分泌する間質細胞が現れ，逆に皮質は退化し，精巣へ分化する。女性では生殖腺隆起の皮質の増殖が起こり，髄質は退化して卵巣へ分化する。

(3)副生殖器の性分化

男性ではテストステロンの作用により**ウォルフ管**が発達し，精巣上体，精管，精嚢，射精管へ分化する。女性ではウォルフ管は退化し，**ミュラー管**が発達し，卵管，子宮，膣上部へ分化する。

(4)男性生殖器

内生殖器（精巣上体，精管，精嚢，前立腺，尿道球腺）と外生殖器（陰嚢，陰茎）から構成されている。

① 精子形成－精子形成が行われる精細管は，**セルトリ細胞**と様々な発達段階にある精細胞からなる。思春期になると間質細胞から分泌されるテストステロンの作用で，精細胞は精原細胞から，第１次精母細胞，第２次精母細胞，精子細胞，精子の順に形成されていく。

(5)女性生殖器

内生殖器（卵巣，卵管，子宮，膣）外生殖器（陰茎，陰核）からなる。

① 卵巣の周期

卵胞期，排卵期，黄体期からなる。卵巣の周期的変化は２種類の性腺刺激ホルモン（卵胞刺激ホルモン，黄体形成ホルモン）の変化によって起こる。卵胞刺激ホルモンは卵胞の成熟を促すとともに卵胞ホルモン（エストロゲン）の分泌を増加させ，受精の準備の時期を作る。黄体形成ホルモンは，排卵の誘発を促すとともに黄体ホルモン（プロゲステロン）の分泌を増加させ，受精卵の着床をしやすい状態を作る。

② 子宮周期－**月経期，増殖期，分泌期**からなる。

(6) 妊娠と分娩

① 妊娠

受精した卵細胞は分裂を開始し，卵管から子宮に移動し子宮内膜に着床し胞胚となる。その後さらに分裂し胎盤となる。胎盤からは**ヒト絨毛性ゴナドトロピン**，エストロゲン，プロゲステロン，成長ホルモンに似たヒト絨毛性ソマトトロピンなどが分泌される。

② 分娩

分娩の数日前より子宮の不規則な収縮が始まる。分娩が始まると，子宮頸部の拡張が刺激となって下垂体からオキシトシン分泌が亢進し，**子宮の収縮はさらに強まる**。

③ 授乳

妊娠期間中プロラクチンとエストロゲンの作用で乳腺が発達する。プロラクチンンは乳汁分泌作用を持つがエストロゲンにより抑制されるので，分娩後胎盤が排出され，血中エストロゲン濃度が急速に低下するまで作用しない。プロラクチンは授乳が刺激となって性ホルモンの**分泌を抑制**する。

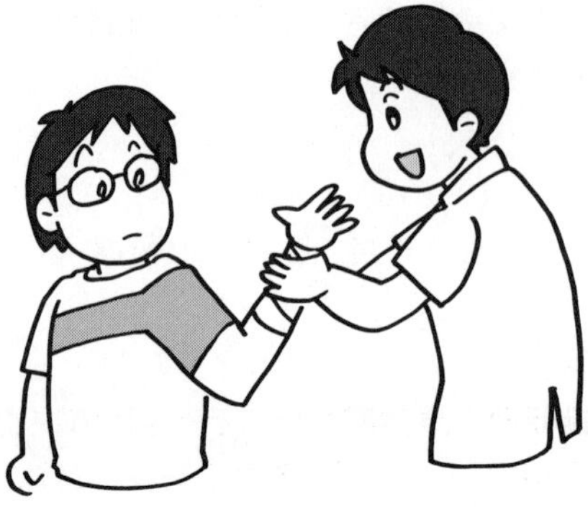

精選問題

問題36　妊娠初期に胎盤から多量に分泌されるのはどれか

1．ヒト絨毛性ソマトトロピン
2．ヒト絨毛性ゴナドトロピン
3．エストリオール
4．プレグナンジオール

解説

胎盤は妊娠初期にヒト絨毛性ゴナドトロピンを分泌し黄体を維持し増殖させる。エストリオール，プレグナンジオールは妊娠後期に増加する。

問題37　テストステロンの作用でないのはどれか

1．骨格筋の発達
2．精子形成の促進
3．頭髪の生え際後退
4．ゴナドトロピン合成促進

解説

1．蛋白同化作用で骨格筋を発達させる。
2．思春期になるとテストステロンの作用で精子が形成される。
3．頭髪の生え際を後退させる。
4．ゴナドトロピンは性腺刺激ホルモンでテストステロン分泌を促進する。

問題38　女性への性分化について正しいのはどれか

1．生殖隆起－精細管
2．ウォルフ管－子宮
3．生殖結節－陰核
4．尿道ヒダ－大陰核

解説

1．生殖腺隆起の皮質の増殖により卵巣に分化する。
2．男性ではテストステロンの作用で，ウォルフ管が発達し，男性生殖器に分化する。
3．女性では生殖結節は陰核になる。
4．尿道ヒダは小陰核に分化する。

〈解答〉

問題36－2．　問題37－4．　問題38－3．

第3章

運動学

出題傾向（以下の項目とポイントは特に重要です）

1．総　論（基本姿勢に関しての出題，基本力学）
2．運動器の構造と機能
（骨の構造や成分，成長，関節の構造，筋の分類，神経の働き）
3．四肢と体幹の運動（身体における各筋の働きと神経支配）
5．歩　行（歩行に関する用語，正常歩行の特徴）
6．運動発達（発達の過程でどの運動が習得できるか，原始反射）

1. 総　論

試験によく出る重要ポイント

(1) 基本肢位

立位姿勢で顔面を正面に向けて，両上肢を体側に下垂して手掌を体側に向け，下肢は平行，踵を密着させてつま先を軽く開いた直立位を**基本的立位肢位**という。

基本的立位肢位で前腕を回外して手掌を前方に向けた直立位を**解剖学的立位肢位**という。

運動面－	① **基本矢状面**	② **基本前額面**	③ **基本水平面**
運動軸－	① **垂直軸**	② **矢状－水平軸**	③ **前額－水平軸**
関節運動－	① **屈曲・伸展**	② **内転・外転**	③ **内旋･外旋**
	④ **分廻し**		

(2) スカラーとベクトル

① スカラー量－大きさだけで表される量

② ベクトル量－大きさと方向を持つ量

(3) 運動の法則（ニュートンの法則）

① **慣性の法則**－物体に外力が働かないとき，静止している物体はいつまでも静止している。一様な運動をしている物体はいつまでも等速運動を続ける。

② **加速度の法則**－加速度は力の強さに正比例する。
加速度は物体の質量に反比例する。
加速度は力の働く方向と同一方向に動く。
質量 m の物体に力 F が作用したとき，生じる加速度 a と F の関係は $F=ma$ となる。

③ **作用・反作用の法則**－ある物体 A が別の物体 B に力を作用させるとき，同時に物体 B も物体 A に力を与えている。この 2 つの力は同一作用線上で力の大きさが等しく，向きが反対である。

(4) てこ

① **第1のてこ**－支点が力点と荷重点のあいだにある形のてこ

② **第2のてこ**－荷重点が支点と力点のあいだにある形のてこ

③ **第3のてこ**－力点が支点と荷重点のあいだにある形のてこ

(5) 仕事と力学エネルギー

仕事－力により物体が変化したとき，力と距離の積をその力の仕事という。物体に力（F）を加え，この物体をその力の方向にSだけ移動させたとき，その力の仕事の量をwとすると，w=F·Sとなる。

仕事率－単位時間内になされる仕事を仕事率という。仕事率の記号は一般的にPで示される。時間tのあいだにwジュールの仕事をする時の仕事量をPワットとすると，P=w/tw=Ptとなる。

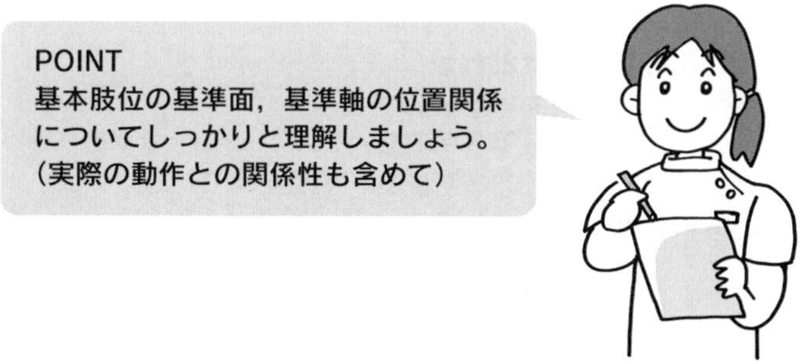

POINT
基本肢位の基準面，基準軸の位置関係についてしっかりと理解しましょう。（実際の動作との関係性も含めて）

精選問題

問題1　基本的立位姿勢の身体運動と運動面との組み合わせで正しいのはどれか

1．顔を横に向ける－矢状面
2．頭を横に倒す－矢状面
3．上肢を外側に上げる－前額面
4．足部を背屈する－水平面

解説

運動軸と運動面の関係は垂直になることから，1は運動軸が垂直軸なので運動面は水平面，2は運動軸が水平矢状軸なので運動面は前額面，3は運動軸が水平矢状軸なので運動面は前額面，4は運動軸が水平前額軸なので運動面は矢状面となる。

問題2　加速度で誤っているのはどれか

1．力の強さに正比例する
2．物体の運動を保ち続ける
3．物体の質量に反比例する
4．力の働く方向と同一方向に働く

解説

運動の法則の第2の法則に関するものである。1．3，4は第2（加速度）の法則で，2は第1（慣性）の法則である。

問題3　正しい組み合わせはどれか

1．上腕二頭筋による肘屈曲－第1のてこ
2．腕橈骨筋による肘屈曲－第3のてこ
3．中殿筋による片脚立ちでのつりあい－第2のてこ
4．頸部伸筋群による頭部のつりあい－第1のてこ

解説

1．支点は肘関節，力点は上腕二頭筋の停止，荷重点は前腕＋手の重心点で，上腕二頭筋停止部よりも遠位にあるので第3のてこ。
2．支点は肘関節，力点は腕橈骨筋停止，荷重点は前腕＋手の重心点で，腕橈骨筋停止部より近位にあるので第2のてこ。
3．支点は股関節，力点は中臀筋付着部，荷重点は仙骨となり，第1のてこ。
4．支点は環椎後頭関節，力点は頸部伸筋群停止，荷重点は頭部の重心となり第1のてこ。

〈解答〉

問題1－3．　問題2－2．　問題3－4．

2. 運動器の構造と機能

試験によく出る重要ポイント

(1) 骨

骨の機能－**①運動 ②保護 ③支持 ④無機塩類の貯蔵 ⑤造血**

骨の構造－骨の基本構造は骨膜，骨質，骨髄，関節軟骨の４つの組織からなる。これに血管，神経，リンパ管が加わる。骨は外層から外骨膜，皮質骨，海綿骨，内骨膜からなり，骨幹部では中央に骨髄腔がある。

軟骨組織－軟骨組織の持つ作用は，①骨端の摩擦を防ぐ ②弾力の保持 ③運動である。

種類は，**①硝子軟骨 ②弾性軟骨 ③線維軟骨**がある。

(2) 関節

関節の構造－関節頭，関節包，関節窩，関節軟骨，関節唇，関節円板，関節半月などがある。

関節の分類

① **一軸性関節**（１つの面で運動が可能）－蝶番関節，らせん関節，車軸関節

② **二軸性関節**（２つの面で運動が可能）－顆状関節，鞍関節

③ **多軸関節**（あらゆる方向への運動が可能）－球関節，臼状関節，平面関節，半関節

(3) 筋

筋には１つの関節をまたぐ単関節筋，2つの関節をまたぐ二関節筋，それ以上の関節をまたぐ多関節筋がある。

筋線維の種類

① **type Ⅰ線維**（SO 線維，遅筋，赤筋）

ミトコンドリア酵素活性が高く，脂肪顆粒を多く含む。この筋線維は直径が細く，収縮時間が遅く，持久力が高い。

② **type Ⅱ b 線維**（FG 線維，速筋，白筋）

ミトコンドリア酵素活性は低く，脂肪顆粒は少ない。筋線維の直径は太く，収縮時間は短く，持久力は低い。

③ type Ⅱ a 線維（FGO 線維，速筋）
ミトコンドリア含有量の異なるtype Ⅰ とtype Ⅱ b線維の中間線維

筋収縮の様態

① **求心性収縮**－筋は抵抗に打ち勝つだけ張力を発生して，筋の短縮が起こる。

② **遠心性収縮**－加えられた抵抗が筋張力より大であれば，筋は収縮しても伸びる。

③ **静止性収縮，等尺性収縮，持続性収縮**－筋が収縮しても筋の全長に変化のない状態

④ **等張性収縮**－筋張力が変化せずに収縮する状態

⑤ **相動性収縮**－速い動きを伴う収縮

筋の働き

① **動筋**－一つの筋の求心性収縮により関節運動が起こるとき

② **拮抗筋**－動筋と逆の働きをする筋

③ 固定筋，安定筋－静止性収縮によって骨や体の部分を固定して支持性を与える。

④ 共同筋－一つの運動に参加するすべての筋

(4) 神経

中枢神経（脳，脊髄）－脳幹（中脳・橋・延髄），間脳（視床，視床下部），小脳（小脳皮質，小脳髄質，小脳核），大脳基底核，大脳皮質に分けられる。

末梢神経－体性神経系－求心性（感覚神経，知覚神経），遠心性（運動神経），自律神経系－求心性（感覚神経），遠心性（交感神経，副交感神経）。脊髄の前方から出る神経を前根（運動性，遠心性），後方から出る神経を後根（感覚性，求心性）という。

(5) 感覚

感覚の分類

体性感覚（皮膚感覚，深部感覚），**内臓感覚**（内臓痛覚，臓器感覚），**特殊感覚**（味覚，嗅覚，平衡感覚，聴覚，視覚）

固有感覚－**①位置の感覚 ②動きの感覚 ③力の感覚**で，位置や動きの感覚には主に関節受容器が関与する。**筋紡錘**（きんぼうすい），**腱紡錘**（けんぼうすい），皮膚の動き受容器も関係する。

筋には感覚受容器として筋紡錘と腱紡錘があり，筋の状態を脊髄に伝える。筋紡錘らせん型終末からの線維は**Ⅰa群**，散型終末（さんけいしゅうまつ）からの線維は**Ⅱ群**で，腱紡錘からの線維が**Ⅰb群**である。Ⅰa，Ⅱ群線維のインパルスはα運動ニューロンを興奮させ，Ⅰb群線維のインパルスは抑制させる。腱反射に主に関係するのはⅠa群線維である。上位中枢からのインパルスの一部は**γ運動ニューロン**－筋紡錘－求心性神経の回路を介して**α運動ニューロン**に作用する。γ運動線維と求心性繊維で成り立つ回路をガンマ環とよぶ。随意運動では筋短縮で筋紡錘が弛緩しないように，上位中枢からの運動指令がα運動ニューロンとγ運動ニューロンとを同時に興奮させる。これを**アルファーガンマ連関**という。

(6) 反射

反射運動を成り立たせる構造は反射の経路である。反射運動の特徴として，①応答は必要としない。意識的努力によって応答パターンが多少変わることもある。②応答パターンは単純で定期的である。③応答パターンを引き出す刺激も単純である。④十分な刺激があれば，必ず応答が得られる。

反射の分類

・**脊髄反射**－①伸展反射 ②屈筋反射 ③陽性支持反応・陰性支持反応 ④交叉性反射 ⑤長経路反射

・**延髄・橋が関連する反射**

① 緊張性頸反射（きんちょうせいけいはんしゃ）　② 緊張性迷路反射

・**中脳・視床が関連する反射**

① 体表面から起こり，頭部・体幹・四肢に働く立ち直り反射

② 迷路から起こり，頭部に働く立ち直り反射

・**大脳皮質が関連する反射**

① 眼から起こり，頭部に働く立ち直り反射

② 踏み直り反射

③ 飛び直り反射

④ 足踏み反射

(7) 随意運動

随意運動を行うには，**①運動パターンの獲得 ②運動の正確さ ③運動の速度 ④適応能力**という過程をたどる。随意運動には**フィードバック**

のある閉ループと**フィードバックの無い開ループ**がある。

精選問題

問題4　二関節筋なのはどれか

1．内側広筋　2．外側広筋　3．中間広筋　4．大腿直筋

解説（巻末資料あり）

膝関節伸展に作用する大腿四頭筋の中で大腿直筋だけが二関節筋で，股関節屈曲にも作用する。

問題5　静止性収縮はどれか

1．遠心性収縮　2．求心性収縮　3．等尺性収縮　4．等張性収縮

解説

1．遠心性収縮は，加えられた収縮が筋張力よりも大であれば，筋は収縮しても伸び続ける収縮状態である。
2．求心性収縮は，筋が抵抗に打ち勝つだけの張力を発生して，筋の短縮が起こる収縮状態である。
3．等尺性収縮は，静止性収縮と同様で最大抵抗とのつりあいのとれた最大収縮である。
4．等張性収縮は，筋張力が変化せずに収縮する状態である。

問題6　反射について正しいのはどれか

1．応答は意識を必要とする
2．応答パターンは定型的である
3．応答を引き出す刺激は複雑である
4．刺激が十分でも応答は得られないことがある

解説

反射運動の特徴は，①応答は意識を必要としない，②応答パターンは単純で定型的である，③応答パターンを引き出す刺激も単純である，④十分な刺激があれば，必ず応答が得られる。

〈解答〉

問題4－4．　問題5－3．　問題6－2．

問題７　膝蓋腱反射で正しいのはどれか

1．多シナプス反射
2．屈曲反射
3．表在反射
4．脊髄反射

解説

1．１個のシナプスのみを介してα運動神経とγ運動神経に接続するので，短シナプス反射である。
2．筋が伸長して起こる伸張反射である。
3．深部反射である。
4．反射中枢を脊髄にもつ脊髄反射である。

問題８　脊髄に反射中枢をもつのはどれか

1．交差性反射
2．立ち直り反射
3．踏み直り反射
4．緊張性頸反射

解説

1．交差性反射の中枢は脊髄である。
2．立ち直り反射は中脳・視床・大脳皮質が関与している。
3．踏み直り反射は大脳皮質が関与している。
4．緊張性頸反射は延髄・橋が関与している。

〈解答〉

問題７－４．　問題８－１．

3. 四肢と体幹の運動

試験によく出る重要ポイント

(1)上肢帯の運動

上肢帯の動きは胸鎖関節を支点としたもので，**外転（屈曲），内転（伸展），挙上，引き上げ**，がある。肩甲骨を中心にみると，これに肩鎖関節の動きが加わる。肩甲骨は胸鎖関節，肩鎖関節の動きを伴って胸郭上を運動する。

① 上肢帯の挙上－僧帽筋上部線維，肩甲挙筋，菱形筋
② 上肢帯の引き下げ－鎖骨下筋，小胸筋，僧帽筋下部線維
③ 上肢帯の外転－前鋸筋（ぜんきょきん），小胸筋
④ 上肢帯の内転－僧帽筋中部線維，菱形筋，補助動筋は僧帽筋上部線維，僧帽筋下部線維
⑤ 上肢帯の上方回旋－僧帽筋上部線維，僧帽筋下部線維，前鋸筋
⑥ 上肢帯の下方回旋－菱形筋，小胸筋，補助動筋は肩甲挙筋

(2)肩関節の運動

肩関節は人体で最も可動性の良い関節で**屈曲，伸展，外転，内転，水平屈曲，水平伸展，内旋，外旋，分回し運動**のすべてが可能である。

① 肩関節の屈曲－三角筋前部線維，大胸筋鎖骨部，補助動筋は烏口腕筋，上腕二頭筋
② 肩関節の伸展－三角筋後部線維，大円筋，広背筋，補助動筋は上腕三頭筋長頭
③ 肩関節の外転－三角筋中部線維，棘上筋，補助動筋は上腕二頭筋長頭，上腕三頭筋長頭
④ 肩関節の内転－大胸筋胸腹部線維，大円筋，広背筋，補助動筋は大胸筋鎖骨部，肩甲下筋，烏口腕筋，上腕二頭筋短頭
⑤ 肩関節の外旋－棘下筋，小円筋，補助動筋は三角筋後部
⑥ 肩関節の内旋－肩甲下筋，大円筋，補助動筋は三角筋前部線維，大胸筋，広背筋
⑦ 肩関節の水平屈曲－外転90°までは外転筋の働きによる。この位置から前方へ屈曲するときは，三角筋前部線維，大胸筋，烏口腕筋，肩甲下筋の働きによる。
⑧ 肩関節の水平伸展－外転位からの伸展は三角筋中部線維，棘下

筋，小円筋による。補助動筋は広背筋，大円筋

(3) 肘関節と前腕の運動

肘関節は上腕骨下端と橈骨上端，上腕骨下端と尺骨上端，橈骨上端と尺骨上端の３関節からなり，肘関節固有の運動は**屈曲・伸展運動**だけである。橈骨・尺骨遠位の下橈尺関節との共同作用で**前腕の回外・回内運動**が起こる。肘関節を伸展し前腕を回外すると，前腕は上腕に対して少し橈側に偏位する。これは生理学的外反肘（肘角）という。

① 腕尺関節－肘関節の屈曲・伸展運動を行う。
② 腕橈関節－肘関節の屈曲・伸展，前腕の回内・回外運動に関与する。
　上，下橈尺関節－前腕の回内・回外運動に関与する。
③ 肘関節の屈曲－上腕二頭筋，上腕筋，腕橈骨筋，補助動筋は円回内筋，手関節屈筋群
④ 肘関節の伸展－上腕三頭筋，肘筋，補助動筋は手関節伸筋群
⑤ 前腕の回内－方形回内筋，円回内筋，補助動筋は肘筋
⑥ 前腕の回外－回外筋，上腕二頭筋，補助動筋は長母指外転筋
　腕橈骨筋は前腕回外位では回内運動，前腕回内位では回外運動に働く。

(4) 手関節と手の運動

手の骨

① 近位手根骨－舟状骨（しゅうじょうこつ），月状骨（げつじょうこつ），三角骨，豆状骨（とうじょうこつ）
② 遠位手根骨－大菱形骨（だいりょうけいこつ），小菱形骨（しょうりょうけいこつ），有頭骨（ゆうとうこつ），有鈎骨（ゆうこうこつ）

手の関節

① 橈骨手根関節－橈骨と舟状骨，月状骨，三角骨で構成される楕円関節。尺骨と手根骨のあいだには関節円板があって，直接に関節は作らない。
② 手根間関節－豆状骨を除く近位・遠位手根骨のあいだの複関節で変形した蝶番関節あるいは半関節である。
③ 手根中手関節（CM 関節）－第１～５中手骨と遠位手根骨との関節。母指だけは第１中手骨と大菱形骨の間に独立した関節包を持つ鞍関節を形成する。
④ 中手指節関節（MP 関節）－中手骨と基節骨で形成される球関節
⑤ 指節間関節（IP 関節）－第２～５指の基節骨と中節骨は近位指節間関節（PIP 関節）を，中節骨と末節骨は遠位指節間関節

(DIP 関節)を形成する。母指は基節骨と末節骨で指節間関節を形成する

手の筋

① 手関節屈筋群－橈側手根屈筋，尺側手根屈筋，長掌筋

② 手関節伸筋群－長橈側手根伸筋，短橈側手根伸筋，尺側手根伸筋

③ 手指屈筋群－浅指屈筋，深指屈筋

④ 手指伸筋群－指伸筋，示指伸筋，小指伸筋

⑤ 母指の筋－外来筋：長母指屈筋，長母指伸筋，短母指伸筋，長母指外転筋，母指球筋－短母指屈筋，短母指外転筋，母指対立筋，母指内転筋

⑥ 小指球筋－小指外転筋，短小指屈筋，小指対立筋，短掌筋(たんしょうきん)

⑦ 中手筋－背側骨間筋，掌側骨間筋，虫様筋

手の変形

① 手内在筋優位の手－指伸筋よりも相対的に骨間筋，虫様筋の緊張が高いときに起こり，MP 関節屈曲，PIP,DIP 関節伸展位となる。

② 手内在筋劣位の手－骨間筋，虫様筋よりも相対的に指伸筋の緊張が高いときに起こり，MP 関節伸展，PIP,DIP 関節屈曲位となる。

③ 白鳥の首変形－手内在筋の拘縮，過緊張，MP 関節の屈曲拘縮，PIP 関節の不安定性などで起こり，MP 関節屈曲，PIP 関節過伸展，DIP 関節屈曲位となる。

④ ボタン穴変形－中央索の伸張・断裂で MP 関節過伸展，PIP 関節屈曲，DIP 関節過伸展

⑤ 槌指－終伸腱が断裂したときに起こり，PIP 関節伸展，DIP 関節屈曲位となる。

⑥ 下垂手－橈骨神経麻痺で起こり，手関節背屈，MP 関節伸展が不能となる。

⑦ 猿手－正中神経麻痺で起こり，母指球の萎縮が著明である。

⑧ 鷲手－尺骨神経麻痺で起こり，前腕筋，手内在筋の麻痺が起こる。

(5) 股関節

股関節は寛骨臼と大腿骨頭のあいだに作られる臼状関節である。運動軸は多軸性で，**屈曲，伸展，内転，外転，内旋，外旋，分回し運動**が可能である。

① 股関節屈曲－腸腰筋，大腿筋膜張筋，大腿直筋，恥骨筋，補助

動筋は縫工筋，中殿筋，小殿筋，内転筋群，薄筋

② 股関節伸展－大殿筋，大腿二頭筋，半膜様筋，半腱様筋，補助動筋は大内転筋，中殿筋，小殿筋

③ 股関節外転－大腿筋膜張筋，中殿筋，補助動筋は縫工筋，大腿直筋，大殿筋，小殿筋

④ 股関節内転－大内転筋，長内転筋，短内転筋，薄筋，恥骨筋，補助動筋は大殿筋

⑤ 股関節外旋－深層外旋６筋（外閉鎖筋，内閉鎖筋，上双子筋(じょうそうしきん)，下双子筋(かそうしきん)，大腿方形筋梨状筋），大殿筋，補助動筋は縫工筋，恥骨筋，大腿二頭筋，中殿筋，小殿筋，内転筋群

⑥ 股関節内旋－小殿筋，補助動筋は半膜様筋，半腱様筋，中殿筋，薄筋，大内転筋

(6) 膝関節

膝関節は大腿骨内・外側顆，脛骨内・外側顆，膝蓋骨大腿骨関節面の３つの関節面で構成される。膝関節は**屈曲運動と回旋運動**を行うらせん関節である。

関節と靭帯

半月－半月には内側半月と外側半月があり，大腿骨と脛骨のあいだに存在する。その機能は①関節の適合性を良好にする，②緩衝作用を持つ，③可動性を適正にする，④関節内圧を均等化する，⑤滑液を分散させる。

内・外側側副靭帯－側副靭帯は膝関節伸展時に緊張し，屈曲時に弛緩する。

前・後十字靭帯－前十字靭帯は脛骨の前方へのすべり出しを防ぎ，後十字靭帯は後方への逸脱を防ぐ。

① 膝関節伸展－大腿四頭筋，大腿筋膜張筋

② 膝関節屈曲－大腿二頭筋，半腱様筋，半膜様筋，補助動筋は膝窩筋，腓腹筋，足底筋，縫工筋，薄筋，大腿筋膜張筋

③ 膝関節外旋－大腿二頭筋，補助動筋は大腿筋膜張筋

④ 膝関節内旋－半腱様筋，半膜様筋，補助動筋は縫工筋，薄筋

(7) 足関節と足の運動

足は７つの足根骨，5つの中足骨，14の指骨の合計26個の骨からなり，全体重を支持する単位合成体である。

関節

① 距腿関節－脛骨の下関節面と内果および腓骨外果を関節窩，距骨上面の滑車を関節頭とするらせん関節である。
② 距骨下関節－距骨の下面と踵骨上前面の間の関節で，前・中・後距踵関節の3つの部分で接合する顆上関節である。
③ 横足根関節－外側の踵立方関節，内側の距舟関節の2つからなる。外科的切断部位としてショパール関節ともいう。
④ 足根中足関節－楔状骨と第1～3中足骨，立方骨と第4。,5中足骨との間にある関節で，外科的切断部位としてリスフラン関節ともいう。
⑤ 中足間関節－中足骨相互の半関節
⑥ 中足指節間関節－中足骨と足指基節骨のあいだにある球関節
⑦ 足の指節間関節－手と同様にPIP，DIP関節がある。

筋

① 足関節背屈－前脛骨筋，長趾伸筋，第3腓骨筋，長母指伸筋
② 足関節底屈－長腓骨筋，短腓骨筋，後脛骨筋，長指屈筋，長母指屈筋（この他に腓腹筋，ヒラメ筋，足底筋も働く）
③ 足の内がえし－後脛骨筋，長指屈筋，補助動筋は前脛骨筋，長母指屈筋，長母指伸筋
④ 足の外がえし－長腓骨筋，短腓骨筋，補助動筋は第3腓骨筋，長趾伸筋
⑤ 足指の屈曲－長指屈筋，長母指屈筋
⑥ 足指の伸展－長趾伸筋，長母指伸筋
⑦ 足のアーチ－足部骨格の全体の配列は上方に隆起した軽い彎曲を示し，外観からは土踏まずとして認められる。これを足のアーチという。力学的に合理的な荷重支持に役立っている。足のアーチには内側縦アーチ，外側縦アーチ，横アーチがある。

足の変形

① 内反足－先天性のもの，腓骨筋麻痺によるものなどがあり，足が内反位に固定している。
② 外反足－後脛骨筋，足筋の麻痺や，長腓骨筋の拘縮で起こる。
③ 凹足（おうそく）－縦アーチが極端に高い。腓腹筋ヒラメ筋の弱化による筋の不均衡が原因。
④ 扁平足（へんぺいそく）－後脛骨筋，足指の筋緊張低下，靭帯の緊張低下によって，下腿内旋，踵骨が外がえしになった変形。
⑤ 踵足（しょうそく）－腓腹筋，ヒラメ筋あるいは長腓骨筋の筋力低下で，背屈

位の変形となる。

⑥ 尖足－最も多くみられる変形で，先天性あるいは前脛骨筋や他の背屈筋の筋力低下，逆に腓腹筋，ヒラメ筋の過緊張でも起こる。

(8) 体幹の運動

頸椎の運動

頸椎は脳を支持し，重い上肢を懸垂する。脊柱の中で最も大きな可動性がある。

① 頸部の屈曲－ 胸鎖乳突筋，椎前筋群，補助動筋は舌骨筋群，斜角筋群（胸鎖乳突筋は肢位によって頸部の屈曲・伸展のいずれにも作用する。1側だけの短縮では頸部を反対側に回旋し，同側に側屈し，その位置で伸展させる）

② 頸部の伸展－ 板状筋群，脊柱起立筋群，後頭下筋群，短背筋群，補助動筋は胸鎖乳突筋（脊柱起立筋群は腸肋筋，最長筋，棘筋からなり，両側同時に働けば頸部と脊柱全体を伸展させ，片側だけ短縮すると同側に側屈，回旋する）

胸郭の運動

胸郭は12個の胸椎，12対の肋骨および1個の胸骨からなる。胸腔は心臓など重要臓器を収める保護容器となっている。胸郭は主として呼吸運動に関与する。

吸息筋－横隔膜，外肋間筋，内肋間筋前部，強制吸息では他に肋骨挙筋，上肢帯筋，頸部筋などが補助動筋として活動に参加する

呼息筋－通常の呼息では①肺自身の弾性による収縮，②拡大した胸郭自身の弾性による復元，③横隔膜の弛緩による胸郭の縮小で起こり，筋収縮の必要はない。しかし，強く息を吐き出す強制呼気では筋活動が必要となる。内肋間筋は肋骨を引き下げて肋間隙を狭くし，胸腔を縮小することから呼息筋（強制呼息）となる。

腰椎の運動

頸椎，胸椎，腰椎としだいに容量を増し，第5腰椎は脊柱の中で最も大きい。腰椎は上半身の体重負荷，重量物の運搬に加えて，大きな運動性が要求されるため，強固な力学的構造が必要である。

① 腰部の屈曲－腹直筋，外腹斜筋，内腹斜筋

② 腰部の伸展－長背筋群，短背筋群

③ 腰部の側屈，回旋－左右両側にある筋が片側だけ働くときの種々の組み合わせで起こる。

精選問題

問題9　肩甲骨の運動と筋との組み合わせで正しいのはどれか

1．肩甲骨外転（屈曲）－僧帽筋中部線維
2．肩甲骨内転（伸展）－小胸筋
3．上方回旋－僧帽筋下部線維
4．下方回旋－前鋸筋

解説（巻末資料あり）

1．肩甲骨外転（屈曲）は前鋸筋，小胸筋が主動作筋である。
2．肩甲骨内転（伸展）は僧帽筋中部線維，菱形筋が主動作筋である。
3．肩甲骨上方回旋は僧帽筋上部線維，僧帽筋下部線維，前鋸筋が主動作筋である。
4．肩甲骨下方回旋は菱形筋，小胸筋が主動作筋である。

問題10　肩関節伸展に作用しないのはどれか

1．棘上筋
2．大円筋
3．広背筋
4．三角筋後部線維

解説（巻末資料あり）

肩関節伸展に作用する筋は，三角筋後部線維，大円筋，広背筋，補助動筋は上腕三頭筋長頭である。

問題11　広背筋の支配神経はどれか

1．腋窩神経
2．胸背神経
3．肩甲上神経
4．肩甲下神経

解説

広背筋は胸背神経支配である。

〈解答〉

問題9－3．　問題10－1．　問題11－2．

問題12　前腕の回外運動の作用を持たないのはどれか

1．上腕二頭筋
2．腕橈骨筋
3．上腕三頭筋
4．長母指外転筋

解説（巻末資料あり）

前腕の回外運動に作用する筋は回外筋，上腕二頭筋，補助動筋は長母指外転筋である。腕橈骨筋は前腕回外位では回内運動，前腕回内位では回外運動に働く。

問題13　正中神経麻痺により障害される母指運動はどれか

1．対立
2．内転
3．伸展
4．橈側外典

解説

母指対立筋は正中神経支配である。

問題14　股関節屈曲に作用しないのはどれか

1．腸腰筋　2．大殿筋
3．大腿直筋　4．恥骨筋

解説（巻末資料あり）

股関節屈曲に作用する筋は腸腰筋，大腿筋膜張筋，恥骨筋，補助動筋は縫工筋，中殿筋，小殿筋，内転筋群，薄筋である。大殿筋は股関節伸展，外旋に作用する。

問題15　膝関節伸展時に緊張しないのはどれか

1．外側側副靭帯
2．内側側副靭帯
3．前十字靭帯
4．後十字靭帯

解説

膝関節完全伸展位では，後十字靭帯は弛緩する。

〈解答〉

問題12－3．　問題13－1．　問題14－2．　問題15－4．

問題16　足の内がえしに作用しないのはどれか

1．前脛骨筋
2．後脛骨筋
3．短腓骨筋
4．長指屈筋

解説（巻末資料あり）

足の内がえしに作用する筋は，後脛骨筋，長指屈筋，補助動筋は前脛骨筋，長母指屈筋，長母指伸筋である。短腓骨筋は，足の底屈，外がえしに作用する。

問題17　脊柱起立筋に含まれるのはどれか

1．棘筋
2．板状筋
3．多裂筋
4．回旋筋

解説

脊柱起立筋は，腸肋筋，最長筋，棘筋で構成される。

問題18　呼吸運動について正しいのはどれか

1．胸鎖乳突筋－呼気
2．横隔膜－呼気
3．腹筋群－吸気
4．外肋間筋－吸気

解説

1．胸鎖乳突筋は強制吸気に作用する。
2．横隔膜は正常吸気，強制吸気に作用する。
3．腹筋群は強制呼気に作用する。
4．外肋間筋は正常吸気，強制吸気に作用する。

〈解答〉

問題16－3．　問題17－1．　問題18－4．

4. 姿　勢

試験によく出る重要ポイント

(1) 重心

重力は力の方向が平行であるため，その作用点は 1 つの点に合成できる。この点を重心という。重心から地球の中心に向かう仮想の直線を**重心線**という。人体の重心は 3 つの要素で規定される。

① 身体があらゆる方向に自由に回転し得る点
② 身体各部の重量が相互に平衡である点
③ 基本矢状面，基本前額面，基本水平面の 3 つの面の交差する点

重心の位置を足底から計測すると，成人男子では身長の約56%，女子では約55%の位置にある。

(2) 立位姿勢における重心線

・**側方バランス**：後方から見て次の 5 指標が同一矢状面にあって，垂直であるとき，側方バランスが良いとされる。
①後頭隆起　②椎骨棘突起　③殿裂
④両膝関節内側の中心　⑤両内果間の中心

・**前後方向バランス**：側方から見て，次の 5 指標が同一前額面にあって，垂直であるとき，前後方向のバランスが良いとされる。
①耳垂のやや後方　②肩峰　③大転子
④膝関節前部　⑤外果の前方

(3) 立位姿勢の安定性

① 重心の位置が低いほど安定性は良い。
② 支持基底面が広いほど安定性は良い。
③ 支持基底面の重心線の位置が中心に近いほど安定性は良い。
④ 質量が大きいものほど安定性は良い。
⑤ 床との接触面の摩擦抵抗が大きいほど安定性は良い。
⑥ 分節構造物よりも単一構造物のほうが安定性は良い。
⑦ 心理的に落ち着いているときのほうが安定性は良い。

(4)立位姿勢の制御
① 抗重力筋－重力に対して姿勢を保持する筋
② 腹側－前脛骨筋，大腿四頭筋，腹筋群，頸部屈筋群
③ 背側－下腿三頭筋，ハムストリングス，大殿筋，脊柱起立筋，頸部伸展筋群
④ 主要姿勢筋－ヒラメ筋，ハムストリングス，脊柱起立筋，頸部伸展筋群

精選問題

問題19　成人の重心で誤っているのはどれか

1．基本矢状面，基本前額面，基本水平面の３つの面が交差する点
2．身体各部の重量が相互に平衡である点
3．体があらゆる方向に自由に回転し得る点
4．垂直線上で身長の50%の高さに位置する点

解説

重心位置は足底から成人男性では約56%，女性では約55%の高さにある。

問題20　正常な立位姿勢の重心線で誤っているのはどれか

1．膝関節後部　　2．大転子
3．外果の前方　　4．耳垂のやや後方

解説

立位姿勢における重心線において，前後方向のバランスでは①耳垂のやや後方，②肩峰，③大転子，④膝関節前部，⑤外果の前方が同一前額面上にあって，垂直であるとき，前後方向のバランスが良いとされる。

問題21　立位姿勢の安定性で正しいのはどれか

1．重心が高い　　2．支持基底面の面積が狭い
3．支持基底面内の重心線の位置が中心に近い
4．床との接触面の摩擦抵抗が小さい

解説

1．重心の位置が低いほど安定性は良い。
2．支持基底面が広いほど安定性は良い。
3．支持基底面内の重心線の位置が中心に近いほど安定性は良い。
4．床との接触面の摩擦抵抗が大きいほど安定性は良い。

〈解答〉

問題19－４．　問題20－１．　問題21－３．

5. 歩 行

試験によく出る重要ポイント

(1)歩行周期

① 1歩－踵が接地し，反対側の踵が接地するまでの動作

② 重複歩（ちょうふくほ）－踵が接地して，次に同側の踵がふたたび接地するまでの動作

③ 歩行率－単位時間内の歩数（1分間あたりの歩数）

④ 歩行周期－立脚相（りっきゃくそう）と遊脚相（ゆうきゃくそう）に分けられる

立脚相は，1. 踵接地（しょうせっち） 2. 足底接地（そくていせっち） 3. 立脚中期（りっきゃくちゅうき） 4. 踵離地（しょうりち） 5. 足指離地（そくしりち）

遊脚相は，1. 加速期 2. 遊脚中期 3. 減速期

(2)歩行時の関節の屈曲伸展

① 股関節－1歩行周期に伸展・屈曲を各1回行う。

② 膝関節－1歩行周期に2回伸展・屈曲を行う。**(ダブルニーアクション)**

③ 足関節－1歩行周期に2回伸展（底屈）・屈曲（背屈）を行う。

(3)歩行の決定要因

効率の良い歩行パターンを生み出すための身体各部の動きは，次の5要素に分けられる。

① 骨盤回旋

② 骨盤傾斜

③ 立脚相での膝屈曲

④ 足関節と膝関節の機構

⑤ 骨盤の側方移動

(4)歩行時の筋活動

① 大殿筋－踵接地直後に活動性が高まる。

② 脊柱起立筋－踵接地直後と足指離地の直前に活動性が高まる。

③ 股関節外，内転筋群－踵接地直後にほぼ同時に活動性が高ま

る。股関節内転筋群は足指離地直後に活動性が高まる。これは下肢を前方に振り出すためである。

④　大腿四頭筋，ハムストリングス－踵接地付近でほぼ同時に活動性が高まる。

⑤　下腿三頭筋－立脚期後半で，蹴り出しのために活動性が高まる。

⑥　前脛骨筋－踵接地直後に活動性が高まる。

(5)異常歩行

①　運動器疾患によるもの（脚長差（きゃくちょうさ），股関節拘縮，膝関節屈曲拘縮，膝関節屈曲拘縮足関節拘縮，関節の不安定性）

②　疼痛によるもの

③　末梢神経疾患によるもの

④　筋疾患によるもの

⑤　中枢神経疾患によるもの（痙性歩行（けいせいほこう），対麻痺歩行（ついまひほこう），パーキンソン病様歩行，失調性歩行（しっちょうせいほこう））

⑥　心因性疾患によるもの

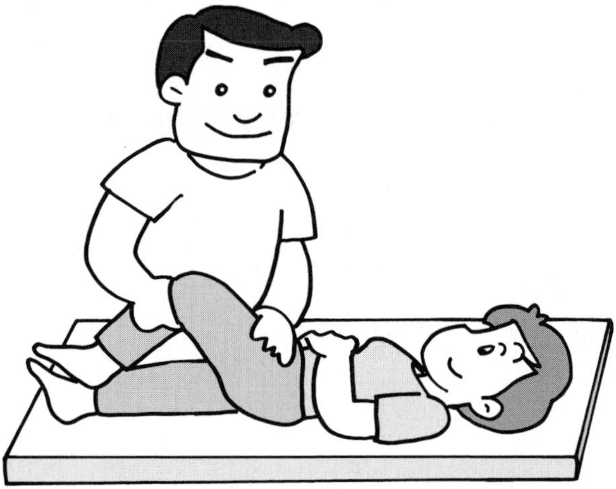

精選問題

問題22　正常歩行として正しいのはどれか

1．踵接地の膝関節屈曲
2．踵接地の足関節底屈
3．立脚期の股関節外転
4．立脚期の膝屈曲

解説

1．踵接地時膝関節は完全伸展する。
2．踵接地時足関節は背屈する。
3．立脚期では股関節は内転する。
4．立脚期では膝関節屈曲（ダブルニーアクション）がみられる。

問題23　正常歩行で踵接地に筋活動が少ないのはどれか

1．下腿三頭筋
2．前脛骨筋
3．ハムストリングス
4．大腿四頭筋

解説

下腿三頭筋は立脚後期に活動性が高まる。踵接地時にはほとんど活動性がない。

問題24　正常歩行について正しいのはどれか

1．大腿四頭筋は立脚中期に働く
2．股関節外転筋群は遊脚期の振り子運動に関与する
3．大殿筋は股関節伸展と回旋を制限する
4．股関節外転筋群は左右の重心移動を制限する

解説

1．大腿四頭筋は立脚初期と後期に活動性が高まる。
2．振り子運動に関与するのは股関節内転筋群である。
3．大殿筋は股関節屈曲と回旋を制限する。
4．股関節外転筋群は左右の重心移動を制限する。

〈解答〉

問題22－4．　問題23－1．　問題24－4．

6. 運動発達

試験によく出る重要ポイント

(1) 反射，反応

乳児期の早期に現れて月齢が進むにつれて徐々に消退する反射群（原始反射）把握反射，緊張性頸反射（きんちょうせいけいはんしゃ），モロー反射，ガラント反射，足踏み反射，交差性伸展反射（こうさせいしんてんはんしゃ）など

その一部は成人になっても潜在的に残遺して姿勢と運動に影響している。原始反射の消退に伴い，立ち直り反応やバランス反応などの姿勢反射が出現する。

(2) 全身運動

① 新生児期－自発的運動はあまりない
② 2週～1カ月－腹臥位（ふくがい）におかれると頭を床から瞬間的に上げることができる。
③ 3～4カ月－上肢を持って背臥位（はいがい）からゆっくりと引き上げると，4カ月頃から頭部と体幹が一直線になって引き起こされる。腹臥位では肘と前腕で上半身を支える。
④ 5～7カ月－腹臥位では両肘を完全伸展して両手掌を床につき，胸部を床からあげる。寝返りが完全にできる。床に就いた前腕を用いて腹這い移動を行う。
⑤ 8～11カ月－両脇を支えられて座位を保つ（5カ月），両手を前について座位保持が可能（7カ月），背臥位から腹臥位になり，座位に移行できるようになる。（8～10カ月）

(3) 歩行運動

① 1～2カ月－初期起立，自律歩行がみられる。
② 3カ月－初期起立と自律歩行の消失。
③ 5カ月－体幹を支えて立たせると全体重を足底で支える。
④ 6カ月－体幹を支えて立たせると足踏みする。
⑤ 8カ月－つかまり立ちができる。
⑥ 11カ月－支えなしで立ち上がれる。つかまり歩きができる。

⑦　1歳ー支持なしでも歩けるようになる。
⑧　1歳6か月ー階段を昇れる。
⑨　2歳ー踵からの接地がみられる。
⑩　3歳ー2秒程度の片脚立ちができる。
⑪　4～5歳ー階段を降りられる。
⑫　5歳ースキップができる。上肢交互運動を伴う走行が完成する。

(4) 小児歩行の特徴
①　踵接地がない，足底全体で接地する。
②　支持基底面を広くする。
③　上肢の振りがない，両上肢を挙上した姿勢で歩行する。
④　歩行率が高い。

精選問題

問題25　原始反射なのはどれか

1．モロー反射
2．パラシュート反射
3．立ち直り反射
4．平衡反応

解説

パラシュート反射，立ち直り反射，平衡反応は原始反射の消退に伴い出現する。

問題26　正しい組み合わせはどれか

1．寝返りー1～2カ月
2．つかまり立ちー5～9カ月
3．独り歩きー7～10カ月
4．スキップー36カ月

解説

1．寝返りは3～4カ月頃可能となる。
2．つかまり立ちは5～9カ月頃可能となる。
3．独り歩きは1歳頃からできるようになり，遅い場合でも14カ月頃には可能となる。
4．スキップは5歳頃に可能となる。

問題27　小児歩行の特徴で正しいのはどれか

1．支持基底面は狭い
2．歩行率は低い
3．上肢の振りが多い
4．足底全体で接地する

解説

1．小児の歩行は不安定なため支持基底面は広くとる。
2．成人に比べ歩行率は高い。
3．上肢の振りは無く，歩行開始時は両上肢挙上し歩行する。
4．安定性を高めるため足底全体で接地する。

問題28　小児の歩行開始段階の特徴で誤っているのはどれか

1．支持基底面を広くとる
2．歩行率（ケイデンス）が高い
3．独り歩きが可能となるころの歩行は踵接地である
4．上肢の振りがない

解説

3．小児の歩行の特徴は踵接地がなく，足底全体で接地することである。

〈解答〉

問題25－1．　問題26－2．　問題27－4．　問題28－3．

第4章
病理学

出題傾向（以下の項目とポイントは特に重要です）

1．病理学の方法（染色法）
2．病　因（疾患の内，外因）
3．退行性病変（萎縮，変性，壊死）
4．循環障害（うっ血，梗塞等）
5．進行性病変（再生，化生，創傷治癒）
6．炎　症（炎症の徴候）
7．免　疫（アレルギー）
8．腫　瘍（悪性，良性の細胞形態）
9．先天性異常（染色体異常）

POINT
生理学と重なる部分が多く
関連させて知識を習得することが
重要です。

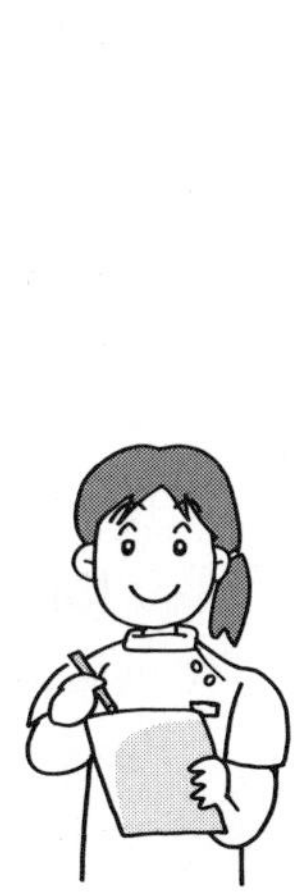

1. 病理学の方法

試験によく出る重要ポイント

(1)染色法

染色法は病理診断を行う上で重要な位置を占める。

① **一般染色**

ヘマトキシリン・エオジン染色　細胞質：エオジンで赤色
細胞核：ヘマトキシリンで青藍色

② **特殊染色**

染色方法	対象	色
鍍銀法	細網線維(さいもうせんい)	黒色
PAS 反応	中性粘液／真菌	赤色（紫色）
アルシアン青染色	酸性粘液／軟骨	青色（水色）
クロコット染色	真菌	黒色
グラム染色	グラム陽性菌	濃青色
チール・ネイゼン染色	結核菌	赤色
ズダンブラック	脂肪	黒色
オイルレッド 0 染色	脂肪	赤色
コンゴー赤染色	アミロイド	赤橙色
ベルリン青染色	鉄	青色
コッサ法	石灰化物	黒色
ムチカルミン染色	（上皮性）粘液	赤色

③ **酸素抗体法**

ある特定の物質を特異的に認識する抗体を組織切片(そしきせっぺん)に作用させ，抗原に結合した抗体を検出する染色法。**PAP 法，ABC 法**が代表的な免疫組織科学染色法である。

④ **ISH（in situ hybridization）法**

組織切片上でウイルス遺伝子や体内の蛋白の遺伝子発現（mRNA）を検出する方法

精選問題

問題１　チール・ネイゼン染色で赤色に染まるのはどれか

１．結核菌
２．真菌
３．ブドウ球菌
４．大腸菌

解説

１．結核菌の染色はチール・ネイゼン染色が用いられる。
２．真菌の染色はグロコット染色または PAS 反応が用いられる。
３．ブドウ球菌はグラム染色が用いられる。
４．大腸菌はグラム染色が用いられる。

問題２　病理組織標本作製における一般染色はどれか

１．ムチカルミン染色
２．グロコット染色
３．ヘマトキシリン・エオジン染色
４．チール・ネイゼン染色

解説

１，２，４は特殊染色，３.ヘマトキシリン・エオジン染色は一般染色として広く用いられている。

問題３　酸素抗体法に属するのはどれか

１．PAS 反応
２．コッサ法
３．ABC 法
４．ISH 法

解説

１．PAS 反応は真菌の検出に用いられる。
２．コッサ法は石灰化物の検出に用いられる。
３．ABC 法は酸素抗体法で，抗体を使用して抗体認識部位を発色させる染色法である。
４．ISH 法は組織切片上で遺伝子発現を検出する方法である。

〈解答〉

問題１－１．　問題２－３．　問題３－３．

2. 病　因

試験によく出る重要ポイント

(1) 内因

① 疾病になりやすい内的状態

年齢	乳幼児	奇形，先天異常，分娩に伴う障害，感染症，腫瘍
	青年期	外傷，性病，精神疾患，消化管潰瘍，腫瘍
	壮年期～老年期	**生活習慣病（脳出血，脳梗塞，高血圧，心筋梗塞，慢性気管支炎，肺気腫，肺扁平上皮癌，大腸癌，アルコール性肝炎，糖尿病，高脂血症，痛風，歯周病）**
性	男性	若年性高血圧，痛風，食道癌，胃癌，肺癌，肝癌
	女性	自己免疫疾患，骨粗鬆症，鉄欠乏性貧血

② 内分泌障害

下垂体成長ホルモン	亢進	巨人症，末端肥大症
	低下	下垂体性小人症
甲状腺ホルモン	亢進	バセドウ病
	低下	粘液水腫（成人），クレチン病（小児）
副甲状腺ホルモン	亢進	高カルシウム血症，病的骨折
コルチゾール	亢進	クッシング症候群
	低下	アジソン病
副腎髄質カテコールアミン	亢進	褐色細胞腫（かっしょくさいぼうしゅ），神経節細胞腫，神経芽細胞腫
膵島インスリン	低下	I型糖尿病

(2) 外因

① 栄養障害

ビタミンA欠乏－夜盲症，眼球乾燥症，皮膚角化症

ビタミンB_1欠乏－脚気（かっけ）

ビタミンB_2，B_6欠乏－口角炎，皮膚炎

ビタミンB_{12}欠乏－悪性貧血

ビタミンC欠乏－壊血病（かいけつびょう），骨形成障害

ビタミンD欠乏－くる病，骨軟化症

② 物理的要因

熱傷

Ⅰ度熱傷：発赤，紅斑，表皮のみの障害

Ⅱ度熱傷：水疱形成，真皮に及ぶ障害

Ⅲ度熱傷：潰瘍形成，皮下組織や筋層に及ぶ障害

Ⅳ度熱傷：炭化

③ 化学物質

・腐食毒

・公害病：**水俣病**（有機水銀），**イタイイタイ病**（カドミウム），塵肺症（じんぱいしょう）（アスベスト），**環境ホルモン**（ダイオキシン）

④ 病原微生物の病因作用

病原微生物の種類

ウイルス：水痘，狂犬病，ポリオ，帯状疱疹（たいじょうほうしん），風疹，日本脳炎，インフルエンザ

クラミジア：オウム病，トラコーマ

リケッチア：発疹チフス，ツツガムシ病　　スピロヘータ：梅毒

原虫：マラリア，赤痢，トキソプラズマ　　カビ：カンジダ症

プリオン：クロイツフェルト・ヤコブ病

感染経路の種類

空気感染：インフルエンザ，肺結核，百日咳

経口感染：食中毒

経皮感染：マラリア，フィラリア，日本脳炎

接触感染：性病

経胎盤感染：先天性梅毒，風疹

⑤ 感染症に関連した語句

感染－微生物が体内組織に侵入すること

感染症－感染によって明らかな組織の障害を伴うこと

日和見感染（ひよりみかんせん）－個体の感染に対する防御力が障害されたとき，通常では感染力を有しないか，もしくはきわめて弱い菌力の微生物によって生じる感染のこと。

敗血症（はいけつしょう）－血液中に多数の菌が増殖し，全身に感染症状が顕著な状態

菌血症－循環血液内で菌が増殖した状態

膿血症－菌が小さな凝集塊（ぎょうしゅうかい）（微小塞栓（びしょうそくせん））となって血液中に増殖した状態

精選問題

問題4　男性より女性に頻度が高い疾患はどれか

1．鉄欠乏性貧血　　2．胃癌

3．痛風　　4．若年性高血圧

解説

1．鉄欠乏性貧血は生理のある女性に多くみられる。

問題5　誤っている組み合わせはどれか

1．インスリン低下症－糖尿病

2．下垂体成長ホルモン亢進症－巨人症

3．甲状腺ホルモン低下症－バセドウ病

4．副腎髄質カテコールアミン亢進症－褐色細胞腫

解説

3．甲状腺ホルモン低下症ではクレチン病の原因となる。

問題6　正しい組み合わせはどれか

1．ビタミンA－壊血病

2．ビタミンB_1－脚気

3．ビタミンC－悪性貧血

4．ビタミンD－夜盲症

解説

1．壊血病はビタミンCの欠乏で起こる。

3．悪性貧血はビタミンB_{12}の欠乏で起こる。

4．夜盲症はビタミンAの欠乏で起こる。

〈解答〉

問題4－1．　問題5－3．　問題6－2．

問題7　第Ⅰ度熱傷はどれか

1．炭化
2．水疱形成
3．潰瘍形成
4．発赤，紅斑

解説

熱傷の分類は，
第Ⅰ度：発赤，紅斑
第Ⅱ度：水疱形成
第Ⅲ度：潰瘍形成
第Ⅳ度：炭化

問題8　感染経路と疾患との組み合わせで正しいのはどれか

1．空気感染－食中毒
2．経口感染－インフルエンザ
3．経皮感染－日本脳炎
4．経胎盤感染－性病

解説

1．食中毒は経口感染である。
2．インフルエンザは空気感染である。
4．性病は接触感染である。

〈解答〉

問題7－4．　問題8－3．

3. 退行性病変

試験によく出る重要ポイント

退行性病変は種々の傷害により組織が被害を受けた状態で，萎縮，変性，壊死の３種類の病変に大別される。

(1) 萎縮

正常に発達していた臓器の容積が，傷害のため小さくなったものを萎縮という

① 生理的萎縮－加齢とともに必ず起こってくる萎縮で，臓器により萎縮する時期は異なる。老化により全身の臓器が萎縮したものは老人性萎縮という。

② 廃用萎縮－機能が抑制されたり，使用されなくなった臓器や組織の萎縮（ギプス固定後の骨格筋萎縮など）。

③ 圧迫萎縮－長期間組織が圧迫されたために起こる萎縮（水頭症，水腎症）その他，飢餓萎縮，内分泌性萎縮，神経性萎縮などがある。

(2) 変性

変性とは傷害された臓器の細胞内や細胞間質に，ある種の物質が異常に出現している状態である。

① **空胞変性**－中毒の時の実質細胞や放射線照射された癌細胞の細胞内に認められる。

② **粘液変性**－胃に好発する印環（いんかん）細胞癌や甲状腺機能低下症の時にみられる粘液水腫（ねんえきすいしゅ）などで起こる。

③ **硝子変性**－動脈硬化を起こした小動脈壁や機能を失った糸球体はしばしば硝子化する。

④ **アミロイド沈着**－アミロイドと呼ばれる線維蛋白が細胞間に沈着したもので，全身性と限局性に大別できる。全身性アミロイドーシスではあらゆる臓器にアミロイドが沈着する可能性があり，難治性の疾患である。

⑤ **脂肪変性**－過剰にカロリーを摂取すると中性脂肪のかたちで，主として皮下に蓄えられる。また，肝臓は脂肪代謝の中心臓

器であるから脂肪化も起こりやすい。

⑥　**色素変性**－生体内で認められる色素には体内で作られる体内性色素と，体外から入ってくる体外性色素とがある。体内性色素ではヘモグロビン由来のヘモデジリンやビリルビン，皮膚その他でメラノサイドが形成するメラニン，褐色萎縮（かっしょくいしゅく）の時に増加する脂肪を含んだリポフスチンなどが重要である。

(3) 壊死

生体内で起こった組織の部分的な死を壊死という。壊死組織が二次的な変化を受けると①　**壊疽**（えそ）と呼ばれる状態になる。

②　**凝固壊死**－壊死が起こると組織の主成分である蛋白は凝固し，灰白色でつやがなくなる。心や腎の栄養動脈が閉塞して起こる貧血性梗塞で典型的な凝固壊死がみられる。

③　**融解壊死**－壊死組織が溶けて軟化するもので，典型的なものは脳梗塞の時に白質に起こる。

精選問題

問題９　圧迫性萎縮はどれか

1．老人の胸腺
2．水腎症
3．動脈硬化性萎縮腎
4．ギプス固定後の運動筋

解説

1．老人の胸腺は生理的萎縮である。
2．水腎症は腎臓の圧迫性萎縮である。
3．動脈硬化性萎縮腎は貧血性萎縮である。
4．ギプス固定後の運動筋は廃用性萎縮である。

問題10　ギプス固定後における萎縮はどれか

1．廃用性萎縮
2．神経性萎縮
3．圧迫性萎縮
4．生理的萎縮

解説 ……………………………………………………………………………………

1．廃用性萎縮はギプス固定後の骨格筋の萎縮が代表例である。
2．神経性萎縮は筋委縮性側索硬化症が代表例である。
3．圧迫性萎縮は水腎症や水頭症が代表例である。
4．生理的萎縮は老化により起こる老人性萎縮が代表例である。

問題11　消耗性色素はどれか

1．ヘモデジリン
2．ビリルビン
3．リポフスチン
4．メラニン

解説 ……………………………………………………………………………………

成人では心筋や副腎の網状帯などに，脂質を含む褐色のリポフスチンが認められ，加齢とともに増加する。この色素は別名消耗性色素とも呼ばれ，消耗性疾患（癌など）の際には，実質細胞の核周囲にリポフスチン沈着が異常に増加し，臓器は萎縮するため褐色細胞と呼ばれる。

問題12　一時的な融解壊死はどれか

1．悪性腫瘍にみられる壊死巣
2．結核の乾酪化巣
3．脳軟化
4．心筋梗塞

解説 ……………………………………………………………………………………

脳軟化とは，融解壊死を起こした脳梗塞である。

〈解答〉

問題9－2．　問題10－1．　問題11－3．　問題12－3．

4. 循環障害

試験によく出る重要ポイント

(1) 充血

局所に流入する**動脈血が増加した状態**である。炎症では局所が赤く熱感を持つようになるが，これは炎症部位の充血による（炎症性充血）。

(2) うっ血

局所からの静脈還流量が低下したために，血液が局所の組織中に貯留した状態である。うっ血が起こるのは以下の場合で，全身の浮腫として重要なのが**うっ血性心不全**である。

① **静脈の狭窄，閉塞**－静脈が血栓により閉塞し，下肢にうっ血が起こる）

② **うっ血性心不全**－心不全は血液を送り出す能力が低下した状態であり，血液を送り出せないと心臓に血液が戻りにくくなる。うっ血性心不全とはこの静脈還流量が低下する状態を示している。左心不全では左心房に血液が戻りにくくなるために肺にうっ血が起こる（慢性肺うっ血），右心不全では右心に還流する体循環にうっ血が起こる。慢性右心不全では肝の割面はナツメグ様となり，慢性肝うっ血の肉眼所見を**ニクズク肝**という。

③ **肝硬変**－肝硬変の時には門脈の血液が肝臓に流入しにくくなり，腹部臓器にうっ血が起こる。門脈圧は亢進し，うっ血とともに腹水の出現と側副循環路の形成がみられる。

(3) 虚血

局所に流入する動脈血が減少した状態である。

(4) 出血

赤血球を含めた血液の全成分が血管外に出ることを出血という。血管壁が損傷して血液が大量に血管外へ出る破綻性（はたんせい）出血と毛細血管レベルで血管内皮細胞間を通って赤血球が血管外へ出る漏出性（ろしゅつせい）出血がある。また，皮膚，粘膜の出血はその大きさによって点状出血と斑状出血に分けられる。

(5) 血栓症

血栓は生体内における心臓・血管内での血液凝固であり，通常は血管に付着している。血栓が血管を閉塞すると血行が障害される。動脈の閉塞では虚血，静脈ではうっ血が起こる。血栓が形成されるためには次のウィルヒョウの３条件がよく知られている。①内皮細胞の障害，②血流の変化，③血液凝固性の亢進

(6) 塞栓症

血管内を遊離物が流れて遊離物より細い径の血管を閉塞し場合を塞栓症といい，閉塞したものを塞栓子という。塞栓症の種類には血栓性塞栓症，脂肪塞栓症，空気およびガス塞栓症，羊水塞栓症，腫瘍塞栓症などがある。

(7) 梗塞

終動脈の閉塞により，その支配領域全体が虚血性の壊死に陥ることを梗塞と呼ぶ。

① **貧血性梗塞**－通常の梗塞では虚血により梗塞部は蒼白な貧血性となる。心，腎，脾，脳の梗塞は貧血性梗塞である

② **出血性梗塞**－吻合が多い臓器や血管の二重支配がある臓器では梗塞は起こりにくい。このような臓器である特殊な状況下で梗塞が起こると梗塞部は暗赤色の出血性となり，出血性梗塞と呼ばれる。肺は血管の二重支配を受けており，末梢の肺動脈に閉塞が起きても虚血状態にはなりにくい。しかし，肺に強いうっ血がある場合，肺動脈の閉塞があるとその支配領域は酸素不足となり，組織は壊死に陥る。この場合，梗塞部は血液が多い状態にあり壊死とともに出血が起きる。

(8) 浮腫

浮腫とは組織液，すなわち細胞外・血管外液が増加することである。浮腫は以下の機序の複数の組み合わせで起こる。

① 毛細血管内圧の上昇－うっ血がある末梢血管は，内圧が上昇し

て浮腫が起こる。

② 膠質浸透圧（こうしつしんとうあつ）の低下－低蛋白血症，特にアルブミンの低下により浮腫が起こる。

③ リンパ管閉塞－比較的太いリンパ管が閉塞するとリンパ浮腫となる。

④ Na^+の貯留－Na^+が貯留すると血漿（けっしょう）量が増加する。これは引き続いて血管内圧の亢進と膠質浸透圧の低下につながり，さらには組織液も増加する。

⑤ 毛細血管浸透圧の亢進－炎症部位には蛋白を含んだ液体が露出する。

(9) 高血圧症

多くは細動脈の中膜平滑筋層が肥厚する本態性高血圧が原因である。**心肥大**が起こる。

精選問題

問題13　正しい組み合わせはどれか。2つ選べ

1．肺うっ血－右心不全
2．ニクズク肝－肝硬変
3．下肢のうっ血－妊娠
4．腹水－門脈圧亢進

解説

1．左心不全では左心房に血液が戻りにくくなるため肺うっ血が起こる。
2．ニクズク肝は肝の酸素不足により中心静脈周辺の肝細胞に脂肪変性がみられる状態。
3．下肢のうっ血は妊娠により起こりやすくなる。
4．門脈圧が亢進すると，うっ血とともに腹水の出現と側副循環路の形成がみられる。

問題14　出血性梗塞を起こしやすいのはどれか

1．肺
2．心臓
3．腎臓
4．脳

解説 ……………………………………………………………………………………

心臓，腎臓，脳は貧血性の梗塞である。肺は血管の二重支配を受けているので出血性梗塞を起こしやすい。

問題15　正しい組み合わせはどれか

1．下肢の慢性浮腫－フィラリア症
2．腎性浮腫－高蛋白血症
3．肺水腫－右心不全
4．炎症性浮腫－血管透過性低下

解説 ……………………………………………………………………………………

1．フィラリア症では鼠蹊部のリンパ管がフィラリアの虫体によって閉塞し，下肢や陰嚢に強い浮腫が起こる。
2．腎性浮腫では低蛋白血症が起こる。
3．肺水腫の主な原因は左心不全である。
4．炎症性浮腫は血管透過性が亢進し生じる。

問題16　高血圧症でみられる心筋の変化はどれか

1．過形成
2．肥大
3．再生
4．萎縮

解説 ……………………………………………………………………………………

高血圧症では心肥大が起こる。

〈解答〉

問題13－３，４．　問題14－１．　問題15－１．　問題16－２．

5. 進行性病変

試験によく出る重要ポイント

(1) 再生

形態や機能が以前と全く同じ状態に回復するのを完全再生と呼び，それが不十分なものを不完全再生という。皮膚の表皮，粘膜上皮など内的プログラムで消失した細胞や組織が絶えず補充され恒常性を維持している状態を生理的再生といい，これに対して外的刺激による組織や細胞の死滅に対する再生を病的再生という。

(2) 化生

いったん分化を完了した高等動物の各細胞・組織は原則として全く異なった細胞・組織を新生することはない。しかし，ある分化した組織が別の方向に分化した組織に変わることがある。この現象を化生という。上皮組織の化生では，気管支などにみられる**扁平上皮化生**，胃粘膜が小腸型上皮へ変化する**腸上皮化生**などがある。

(3) 肥大

組織または臓器がそれを構成する細胞の増大により容積を増すことを肥大と呼ぶ。

肥大はその原因により①作業肥大，②代償性肥大，③ホルモン性肥大，④突発性肥大に分類される。

(4) 過形成

構成細胞の数的増加のことを過形成と呼ぶ。数的肥大とも呼ばれる。過形成は慢性炎症，内分泌異常，反復する機械的刺激などに対する反応として起こる。

(5) 創傷治癒

外傷などの外的刺激により組織の離断あるいは欠損を創傷といい，これに引き続いて起こる各種の病変を経て治癒する過程を創傷治癒という。創傷治癒の基本過程は**①滲出期**，**②増殖期**，**③瘢痕期**の3段階から構成される。増殖期では，異物の吸収・排除と肉芽細胞の増産による組織の置換，欠損した組織成分の再生が行われる。創傷における異物の処理は吸収，貪食(どんしょく)，融解，器質化，被包(ひほう)などの機構で，異物の種類と量によってそれぞれが単独あるいは同時に並行して行う。

精選問題

問題17　腸上皮化生がみられるのはどれか

1．胃粘膜
2．気管支
3．子宮頸部
4．尿路

解説

気管支，子宮頸部，尿路などにみられる上皮組織の化生は扁平上皮化生である。胃粘膜が小腸型上皮へ変化するのが腸上皮化生である。

問題18　生理的に再生を繰り返しているのはどれか

1．肝細胞
2．心筋細胞
3．胃粘膜細胞
4．神経細胞

解説

1．肝細胞などの実質臓器では，細胞増殖は組織欠損部の近くだけではなく，残存部全体に再生が起こり代償性肥大に近いものである。
2．4．心筋や中枢神経細胞は再生しない。
3．皮膚の表皮，粘膜上皮，造血組織などは細胞や組織が絶えず補充され恒常性を維持している。これを生理的再生といい，常に完全再生である。

〈解答〉

問題17－1．　問題18－3．

6. 炎　症

試験によく出る重要ポイント

(1) 炎症の５大徴候－**腫脹，熱感，疼痛，発赤(ほっせき)，機能障害**

(2) 炎症の基本的変化

① 組織の変性・壊死－さまざまな原因により組織が障害されるが，その後に起きるすべての炎症反応の引き金となる。

② 循環障害と滲出機転(しんしゅつきてん)－組織障害が加わるとまず一過性の細動脈による虚血が起きるが，ただちに傷害部位の血管は化学伝達物質の作用を受けて拡張し，微小循環系は充血状態となる。次いで毛細血管床(もうさいけっかんどこ)－細静脈領域では血管の拡張により血液量は増加するが血流は緩やかになりうっ血状態になる。血管内の血漿成分や血球成分が血管外に漏れ出てくる状態を滲出といい，炎症局所は浮腫状となる。

③ 組織の増殖－病原体の除去が一段落すると，炎症反応は落ち着く。その後，組織の増殖が始まり，損傷を受けた組織や欠損した組織の修復が始まる。構成成分は肉芽組織であり，修復過程が進むにつれて肉芽組織内の白血球や毛細血管は減少し，繊維成分が増加していく。心筋組織のように再生能力に乏しい組織では瘢痕(はんこん)と呼ばれる組織に置換される。

(3) 組織学的変化による分類

① 変質性炎－炎症の基本病変としての細胞・組織の変性・壊死が目立ち，滲出や増殖性変化が極めて弱い場合をいう。

② 滲出性炎－滲出性変化が目立つ炎症をいい，滲出物の性状により細分化される。

・漿液性炎(しょうえきせいえん)－浸出液の成分は血清成分とほぼ同じである。気管支などの粘膜の表層に漿液性炎症が起きて滲出物が粘膜表面に出現した場合をカタル性炎といい，分泌物の亢進や粘膜上皮の剥離を伴うことが多い。

・線維素性炎(せんいそせいえん)－血管透過性の亢進が高度になり，滲出物はほぼ血漿成分に相当し，多量のフィブリノーゲンを含有している。

・化膿性炎－多数の好中球（こうちゅうきゅう）浸潤と黄色～黄緑色，不透明で粘調な膿と呼ばれる浸出液の産生を特徴としている。

③　増殖性炎－滲出反応に変わって組織の繊維成分や実質細胞の増殖を主体とした炎症反応が目立つ場合をいう。

④　肉芽腫性炎－多核巨細胞をまじえた類上皮細胞の増殖を主体とする特殊な肉芽腫の形成を特徴とする。

(4)起炎物質

炎症メディエーターと呼ばれるもので，血管に作用して血管透過性を亢進させるものと，白血球を呼び寄せる走行性因子がある。

①　細胞由来－プロスタグランジン，トロンボキサン，リポキシン，ロイコトリエン，ヒスタミン，セロトニン

②　血漿由来－プラジキニン，アナフィラトキシン

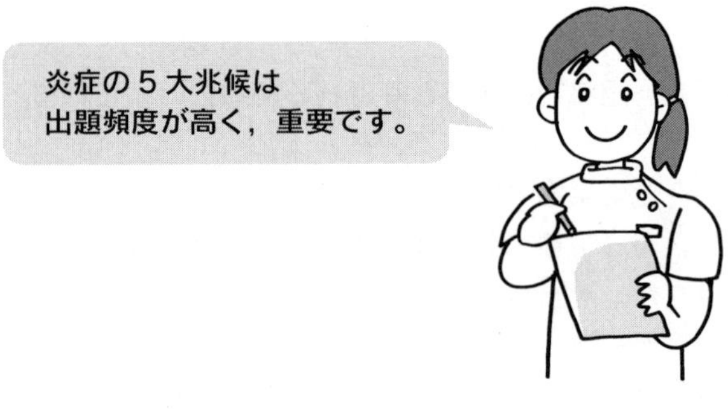
炎症の５大兆候は
出題頻度が高く，重要です。

精選問題

問題19　炎症について誤っているのはどれか

1．線維素炎は血管透過性の亢進が著しい
2．カタル性炎は分泌物の亢進や粘膜上皮の剥離を伴う
3．漿液性は液性成分の滲出を主成分とする
4．化膿性炎は腐敗菌の感染による著しい組織の壊死を生じる

解説

4．化膿性炎は多量の好中球の浸潤を特徴とした炎症である。

問題20　急性炎症における滲出反応の伝達物質でないのはどれか

1．アセチルコリン
2．ヒスタミン
3．プロスタグランジン
4．ブラジキニン

解説

1．アセチルコリンは筋線維において活動電位の発生に関与する物質である。
2．ヒスタミンは好塩基球（こうえんききゅう）などに多量に含まれる炎症メディエーターである。
3．プロスタグランジンはアラキドン酸代謝産物の炎症メディエーターである。
4．ブラジキニンは血漿由来の炎症メディエーターである。

問題21　急性炎症の所見はどれか

a．充血　　　　b．瘢痕組織
c．肉芽腫形成　d．好中球浸潤

1．a，b　2．b，c　3．a，d　4．c，d

解説

急性炎症では炎症反応初期にみられる微小血管反応が主体であり，血液の増加，滲出，好中球主体の炎症細胞浸潤を特徴とする。

〈解答〉

問題19－4．　問題20－1．　問題21－3．

7. 免　疫

試験によく出る重要ポイント

免疫系は感染防御に不可欠な機能であり，免疫不全は重篤な感染症を引き起こす。一方，免疫系は外来異物に限らず，内なる異物を排除する機能を発揮し，これを免疫監視機構と呼ぶ。これらの機能の基本は，自己に対しては寛容を成立させ（自己寛容），非自己に対しては排除する機構である。

(1) 免疫応答の仕組み

病原体などが体内に侵入すると，数時間以内に働く補体やレクチンなどの液性因子や，好中球やマクロファージ，樹状細胞などの細胞性因子が初期の感染防御に働く（自己免疫応答）。マクロファージや樹状細胞には，スカベンジャー受容体や様々な病原体構成成分をそれぞれに特異的に認識するToll様受容体が存在する。それを介して取り込まれた病原体の分解産物は，抗原としてT細胞に提示され（抗原提示），T細胞はこれを抗原受容体を介して認識し，活性化される。

B細胞も直接抗原を膜型免疫グロブリンからなる抗原受容体を介して認識して活性化され，それぞれクローン増殖する（獲得免疫応答）。ともに免疫系の求心路である。その結果，T細胞からは様々な**サイトカイン**が産生され，種々の細胞が活性化される。B細胞からは抗体が産生され，抗原抗体反応を起こす。これらの免疫系の遠心路回路を免疫反応と呼ぶ

サイトカイン：細胞によって産生される可溶性の低分子蛋白質で，様々な機能を有する。白血球に働くインターロイキン，ウイルス感染防御に重要なインターフェロンなど

(2) アレルギー

アレルギーとは免疫反応がもたらすある種の炎症反応による臓器・組織の傷害である。免疫反応型に基づいて，Ⅰ～Ⅴ型に分類される。

① Ⅰ型（アナフィラキシーショック）：気管支喘息，薬剤投与によるアナフィラキシーショック，花粉などによるアレルギー性鼻炎など
② Ⅱ型（細胞傷害型）：溶血性貧血，グッドバスチャー症，重症筋無力症
③ Ⅲ型（免疫複合型）：全身性エリトマトーデス，関節リウマチ，**血清病**
④ Ⅳ型（遅延型）：関節リウマチ，橋本病，**ツベルクリン反応**
⑤ Ⅴ型（刺激型）：**バセドウ病**

(3)自己免疫病

自己免疫病とは，自己寛容機能の破たんによって生じる疾患である。自己免疫病の発症には自己構成成分に対する免疫応答（自己免疫）とそれによって生じる自己免疫反応（種々のアレルギー反応）が関わる。

① 臓器特異的自己免疫病－自己免疫性溶血性貧血，重症筋無力症，グッドバスチャー症候群，橋本病

② 全身性自己免疫病－全身性エリトマトーデス，関節リウマチ，結核性多発動脈炎，シェーグレン症候群

精選問題

問題22　サイトカインでないのはどれか

1．インターフェロン　　2．インターロイキン

3．ヒスタミン　　4．コロニー刺激因子

解説

サイトカインは細胞から産生される低分子蛋白質である。ヒスタミンは非蛋白性の化学物質でサイトカインには含めない。

問題23　アレルギーV型（刺激型）反応はどれか

1．気管支喘息　　2．血清病

3．バセドウ病　　4．ツベルクリン反応

解説

アレルギーV型は，抗体がある種の受容体に結合し，本来受容体に結合する物質同様にその細胞を刺激する型である。バセドウ病は，患者血清中には甲状腺濾胞細胞の甲状腺刺激ホルモン受容体（TSH）に反応する自己抗体が存在し，これは，TSH受容体に結合し，甲状腺ホルモンの産生を促し，甲状腺機能亢進症を引き起こす。

問題24　自己免疫疾患でないのはどれか

1．全身性エリトマトーデス　　2．気管支喘息

3．シェーグレン症候群　　4．関節リウマチ

解説

気管支喘息は外来のアレルゲンに対するアナフィラキシー反応で，自己免疫疾患ではない。

〈解答〉

問題22－3．　問題23－3．　問題24－2．

8. 腫　瘍

試験によく出る重要ポイント

(1) 腫瘍の分類－腫瘍の分類法には，①発生した臓器（部位）による分類，②腫瘍の悪性度による分類，③腫瘍の分化傾向による分類がある。

(2) 上皮性腫瘍

・良性上皮性腫瘍

① 乳頭腫－乳頭状の形態を特徴とするもので，粘膜表面に生じるものが多い。乳頭状とは，血管と結合組織からなる分岐する軸（間質）と，それの表面をおおう上皮細胞（実質）から腫瘍が構成されている状態をいう。さらに表面をおおう上皮によって扁平上皮性乳頭腫，移行上皮性（尿路上皮性）乳頭腫などに分類される。

② 腺腫－腺上皮の特徴をもった腫瘍で，腺組織によくみられる管状構造をつくる管状腺腫が代表的なものである。

・悪性上皮性腫瘍（癌腫）

① **扁平上皮癌**－もともと扁平上皮で覆われている皮膚，喉頭，咽頭，食道，子宮頸部などに生じることが多い。その他，肺や気管支では正常上皮に起こった扁平上皮化生を基盤として発生する。

② **基底細胞癌**－おもに皮膚，特に中高年の顔面など露出部の皮膚に発生する。

移行上皮癌（尿路上皮癌）－腎盂，尿管，膀胱の尿路上皮に類似する腫瘍で，発生部位もそのほとんどがこれらの尿路である。

③ **腺癌**－円柱上皮に覆われた部分に好発する腫瘍で，胃，大腸，膵，胆嚢，肺，乳腺，子宮体部，前立腺などにみられる。

④ **未分化癌**－腫瘍細胞が，接着性など上皮細胞の性格を残しているが，それ以上の形態的分化が明らかでないものを未分化癌という。

(3) 非上皮性腫瘍

① 良性非上皮性腫瘍－線維腫，脂肪腫，血管腫，神経鞘腫などの頻度が高い

② 悪性非上皮性腫瘍－骨・軟部組織では線維肉腫，脂肪肉腫，平骨筋肉腫，骨肉腫など，色素組織では悪性黒色腫，中枢神経系では髄芽腫など，造血組織では白血病など。

(4) 転移

転移とは，腫瘍細胞が原発部位から離れてほかの部位に達し，そこで新たに発育することをいう。

① リンパ性転移－腫瘍細胞が原発巣の組織間隙からリンパ毛細管を侵しリンパの流れによって運ばれる。

② 血行性転移－腫瘍細胞は原発巣の主に静脈を侵して血行に入り，通常血流の方向に従って他所に運ばれ，転移巣が形成される。

③ 播腫（ばんしゅ）－肺癌や腹腔内臓器の癌（胃癌など）が漿膜を侵して，腫瘍細胞が胸腔や腹腔に出て，種子がまかれるように隔たった部位の胸膜・腹膜に散布され，そこで増殖するものである。

(5) 良性腫瘍と悪性腫瘍の違い

	良性	悪性
① 増殖速度	遅い	早い
② 増殖のしかた	膨張性	浸潤性
③ 境界	明瞭	不明瞭
④ 壊死	ほとんどしない	よく認められる
⑤ 転移	一般にしない	する
⑥ 再発	一般にしない	する
⑦ 核分裂	少ない	多い
⑧ 異型性	弱い	強い

精選問題

問題25　良性上皮性腫瘍はどれか

1．扁平上皮性乳頭腫　　2．扁平上皮癌
3．腺癌　　4．基底細胞癌

解説

2，3，4は悪性上皮性腫瘍である。

問題26　悪性腫瘍はどれか

1．線維腫　　2．脂肪腫
3．骨肉腫　　4．平滑筋腫

解説

1，2，4は良性非上皮性腫瘍で，3は骨・軟部組織の悪性非上皮性腫瘍である。

問題27　胃癌の播腫性転移はどれか

1．巨大肝転移
2．多数の肺転移
3．多数のリンパ節転移
4．癌性腹膜炎

解説

転移の経路は，リンパ行性，血行性，播腫の3つによることが多く，1，2は血行性転移，3はリンパ行性転移，4は播腫である。

問題28　良性腫瘍について正しいのはどれか

1．増殖速度は速い
2．増殖は浸潤性である
3．周囲との境界は明瞭である
4．壊死はよく認められる

解説

1．2．4は悪性腫瘍の特徴である。したがって3が正しい。

〈解答〉

問題25－1．　問題26－3．　問題27－4．　問題28－3．

9. 先天性異常

試験によく出る重要ポイント

(1)染色体数の異常

精子と卵子は各々染色体の一方のみを持っている（23染色体）。染色体の半数化は精巣および卵巣で減数分裂によって起こる。受精後の細胞分裂は有糸分裂によって行われる。各々の細胞は46の染色体をもち，両親と同じになる。ときに，娘細胞は異常な数の染色体をもつ（不分離），これが減数分裂の際に起こると染色体数が多すぎたり，少なすぎたりする。通常１対（２個）ある染色体が１個しかないモノソミー，３個あるトリソミーなどいくつもの種類がある。

① 染色体異常症－ダウン症候群，猫鳴き症候群
② 性染色体異常症－ターナー症候群，クラインフェルター症候群

(2)単一遺伝子異常

遺伝子の変異によって，読みかえられるアミノ酸が変化し，蛋白質の異常をきたす。

① 常染色体優性遺伝－マルファン症候群，神経線維腫Ｉ型，家族性アミロイドーシス
② 常染色体劣性遺伝－白皮症，フェニルケトン尿症
③ Ｘ－連鎖劣性遺伝（伴性劣性遺伝（ばんせいれっせいいでん））－血友病，デュシェンヌ型筋ジストロフィー

(3)多因子遺伝

遺伝要因と環境要因の相互作用による発生。

(4)奇形

奇形発生は有害物質の作用する時期と遺伝構成からなる。受精後100日までに奇形は発生する。

奇形発生の環境的要因

① 感染－風疹ウイルス，サイトメガロウイルス，トキソプラズマ
② 物理的因子－放射線，酸素欠乏，力学的障害，胎児側要因

③ 科学的因子ーサリドマイド，有機水銀，アルコール，抗痙攣剤，ホルモン異常

精選問題

問題29　常染色体優性遺伝形式の疾患はどれか

1．フェニルケトン尿症
2．デュシェンヌ型筋ジストロフィー
3．血友病
4．マルファン症候群

解説

1．フェニルケトン尿症は常染色体劣性遺伝である。
2．3　デュシェンヌ型筋ジストロフィー，血友病はX－連鎖劣性遺伝である。
4．マルファン症候群は常染色体優性遺伝である。

問題30　奇形の原因となるのはどれか。2つ選べ

1．トキソプラズマ
2．結核菌
3．C型肝炎ウイルス
4．風疹ウイルス

解説

1．4は感染により奇形を発症し，トキソプラズマは脳の石灰化，水頭症などを風疹ウイルスは眼，心臓，脳の奇形などをそれぞれ生じる。

〈解答〉

問題29－4．　問題30－1，4．

第5章

衛生学・公衆衛生学

出題傾向（以下の項目とポイントは特に重要です）

1．環境衛生（公害，地球環境問題の発生原因と影響）
2．公衆衛生（人口静態統計と人口動態統計，母子保健の用語と定義，学校保健での職員の役割，健康診断の主体，産業保健の３管理，生活習慣病の疾病名と発生危険因子，食中毒，精神保健福祉法の趣旨，保健所の役割）
3．感染症（病原体の分類，感染成立の要因）
4．消　毒（各消毒薬の病原体）

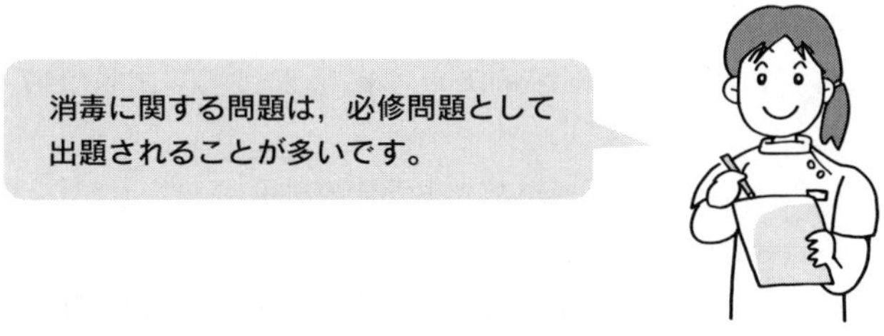
消毒に関する問題は，必修問題として出題されることが多いです。

1. 環境衛生

試験によく出る重要ポイント

(1)生活環境

① 室内環境－住居に要求される条件は，災害防止の満足度，生理的・心理的欲求の満足，疾病の発生および感染の防止などである。

② 採光－窓の広さは床面積の**1／5以上**とし，**開角5°以上と入射角28°以上**が必要である。

③ 照明－太陽光（自然照明）や電灯（人工照明）がある。照明部分とその周囲との照度差を**1／10以下**にするのが望ましい。

④ 湿温度－人体に最適な気温は，季節などによって異なるが，一般に**17～23°**であり人の滞在時はこの範囲に調整することが必要となる。湿度は，**相対湿度50～60%**に管理することが望ましい。不快指数は暑さによる不快度を示す指標で，気温と相対湿度の組み合わせにより，

不快指数＝0.72×（乾球温度＋湿球温度）＋40.6で表される。

⑤ 換気－一般に室内空気の汚染は二酸化炭素濃度を基準（許容濃度は0.1%）として判定する。必要換気量**は約30 m^3／時／人**，必要換気回数は**2～3回／時**

⑥ シックハウス症候群，シックスクール症候群，シックビル症候群－室内の有害物質が原因と考えられる。症状は①皮膚や眼，咽頭，気道などの皮膚・粘膜刺激症状，②全身倦怠感，めまい，頭痛，頭重などの不定愁訴がある。

(2)上下水

① 上水道－人間にとって生活に必要な，安全で良質な水を供給する施設が上水道である。

② 上水道の普及率－わが国の水道普及率は2007年では**97.4%**である。

③ 上水の消毒－通常消毒は液体塩素を水に注入し，ガス化した塩素によって消毒を行う。塩素は水中の有機・無機物質と結合し，酸化力を失うため，末端の給水栓で遊離型残留塩素が**0.1**

ppm **以上**に保たれるよう水道法で定められている。過剰な塩素と汚染有機物により**トリハロメタン**が形成される。
④　水質汚濁－水質汚濁には健康に係る有害物質についての排水基準26項目と，生活環境にかかわる汚染状態についての排水基準15項目が指標項目に挙げられている。主なものに，水素イオン濃度（pH），**BOD**（生物化学的酸素要求量），**COD**（化学的酸素要求量），**DO**（溶存酸素），SS（浮遊物質）などがある。
⑤　水系伝染病－水系伝染病には消化器系伝染病（赤痢，腸チフス，コレラ，アメーバ赤痢など）がある。水系伝染病は，爆発的に流行する，流行発生分布が給水系に限局され，汚染点から末梢へ広がって発生する，患者の年齢・性・職業などに関係なく発生する，季節の影響が少ないなどの特徴がある。

精選問題

問題１　住居環境について誤っているのはどれか

1．採光で入射角は28度以上必要である
2．家屋内二酸化炭素の濃度は0.1％が基準である
3．必要換気量は１人１時間当たり33 m^{3}である
4．家屋内気温は23～27℃が適温である

解説

1．入射角は28度以上必要で，開角は４～５度必要である。
2．室内二酸化炭素の基準値は0.1％である。
3．１人１時間あたりの必要換気量は33 m^{3}である。
4．家屋内の適温は17～23℃が望ましい。

問題２　不快指数算定のために測定が必要なのはどれか。２つ選べ

1．湿球湿度
2．乾球湿度
3．湿球温度
4．乾球温度

解説

不快指数は気温と相対湿度の組み合わせにより，0.72×（乾球温度＋湿球温度）＋40.6の式で表される。

問題3　上水道について正しいのはどれか

1．大腸菌群は100／m 以下と定められている
2．普及率は90%以下である
3．トリハロメタンは浄水処理中に生成される
4．上水末端における遊離残留塩素は0.4 ppm 以上と定められている

解説

1．大腸菌群は水道法で検出されてはならないと定められている。
2．上水道の普及率は90%以上である。
3．トリハロメタンは塩素と原水中の有機物によって浄水処理中に生成される。
4．上水末端における遊離残留塩素は0.1 ppm 以上と定められている。

問題4　値が大きいほど水質が清浄である指標はどれか

1．DO　　2．BOD
3．COD　4．大腸菌群数

解説

1．DO（溶存酸素）は水中に溶解している酸素の量で，DO の値が大きいほど水質は清浄である。
2．BOD（生物化学的酸素要求量）は水中の有機物が好気性菌によって酸化分解されるのに必要な酸素の量で，汚染度が高いほど上昇する。
3．COD（化学的酸素要求量）は水中の有機物質を酸化剤によって分解するのに必要な酸素の量で，値が大きいほど汚染度は高い。
4．大腸菌群数は水中の糞便汚染の程度を示し，値が大きいほど汚染度は高い。

〈解答〉

問題1－4．　問題2－3，4．　問題3－3．　問題4－1．

試験によく出る重要ポイント

(3)下水道

①　下水とは「生活もしくは事業に起因する排水（汚水）または雨水」と定義されている。我が国の下水道普及率は2008年末で72.7%である。

②　下水処理－下水終末処理の処理方法には予備処理と本処理がある。予備処理には比較的大きな浮遊物をスクリーンで除去し

た後，さらに沈殿池で微細な浮遊物質を除去する。この沈殿処理には普通沈殿法と薬品沈殿法がある。本処理は有機物の分解などを行うもので，嫌気性処理と好気性処理方法がある。嫌気性処理は嫌気性微生物により嫌気的に有機物を分解し無機化する方法で，好気性処理には活性汚泥法と散水濾床法がある。

散水濾床法は砕石などを積み重ねた濾床に散布して，濾材表面に繁殖した好気性菌によって処理する方法である。活性汚泥法は好気性菌を大量に含む泥を加えた後，曝気槽で空気を吹き込み，有機物等を好気性菌の酸化作用を利用して処理する方法である。

(4) 廃棄物

廃棄物は一般廃棄物と産業廃棄物に大きく分類され，さらに非医療廃棄物と医療廃棄物に分類されている。

① **一般廃棄物**——般廃棄物の処理は市町村の責任により，ごみとし尿に分けて行われる。ごみはできるだけ資源化・再利用を図り，残りのごみを焼却，埋め立てなどにより処理することが基本となっている。し尿は，下水終末処理化槽で処理する方法が優れている。

② **産業廃棄物**－産業廃棄物の処理はそれを排出した事業所に責務があると定められている。処理にあたっては，排出事業者の責任が明確にされており，自ら処理するか，産業廃棄物処理事業者に委託する等の方法がある。現在行われている処理方法は，破砕，圧縮，埋め立て，焼却などである。

③ **医療廃棄物**－医療廃棄物は，医療関係機関が医療行為によって生じた廃棄物を自らの責任において適正に処理しなければならない。医療関係機関の管理者等は，施設内より排出される感染性廃棄物を適正に処理するために，管理責任者を置き，管理体制の充実を図るものとされている。感染性廃棄物は，原則として，医療関係機関の施設内にある焼却施設などを用いて滅菌処理するものとされている。また，医療関係機関は，感染性廃棄物の処理を自ら行わず他人に委託する場合は，廃棄物処理法に定める委託基準に基づき事前に委託契約を締結しなければならない。

精選問題

問題5　下水処理について誤っているのはどれか

1．処理された水は水質検査後放流される
2．好気性処理で汚水中のリンが除去される
3．合併処理浄化槽では嫌気性菌を利用する
4．活性汚泥中の好気性菌は有機物を分解浄化する

解説

1．処理された水は水質検査後放流される。
2．リンの除去は好気性処理では行われない。
3．合併処理浄化槽では嫌気性菌を利用する。
4．活性汚泥中の好気性菌は有機物を分解浄化する。

問題6　廃棄物処理について正しいのはどれか

1．感染性廃棄物を医療施設内で焼却処理した後は一般廃棄物として扱う
2．特別管理産業廃棄物の委託処理に管理票（マニフェスト）を使用する
3．廃棄物処理計画は医療施設ごとに策定しなくてもよい
4．家庭で飼っていた動物の死体を産業廃棄物として扱う

解説

1．医療施設内で焼却した後は産業廃棄物として扱う。
2．特別管理産業廃棄物の委託処理は管理票を使用する。
3．廃棄物処理計画は医療施設ごとに策定しなければならない。
4．家庭ごみはすべて一般廃棄物である。

問題7　医療機関から出されるガーゼの処理について誤っているのはどれか

1．滅菌消毒すれば一般廃棄物として処理できる
2．バイオハザードマークをつけて廃棄しなければならない
3．処理業者は市町村長の許可を受けなければならない
4．処分を委託した後も排出者に責任がある

解説

3．処理業者は都道府県知事の許可を受けなければならない。

〈解答〉

問題5－2．　問題6－2．　問題7－3．

試験によく出る重要ポイント

(5) 公害問題

公害とは，「事業活動その他の人の活動に伴って生じる，相当範囲にわたる人の健康または生活環境にかかわる被害」である

公害には，大気汚染，水質汚濁，土壌汚染，騒音，振動，地盤沈下，悪臭の典型７公害がある。

① 大気汚染－現在，昭和30～40年に問題となった硫黄酸化物による大気汚染はかなり改善されたが，窒素化合物・浮遊粒子物質の軽減とこれらの物質の人体影響が問題となっている。

② 水質汚濁－現在は全国的に有害物質による汚濁は改善されつつあるが，ゴルフ場農薬等による汚染，地下水のトリクロロエチレン等の問題，閉鎖水域の富栄養化の問題，赤潮の発生などは今後も引き続き重要課題である。

土壌汚染－工場跡地などで深刻な汚染が報告されている。

④ 騒音－発生源としては工場事業場が最も多く，以下建設工事，深夜営業が続く。営業騒音，拡声器騒音，家庭騒音など近隣騒音も社会問題となっている。

⑤ 振動－発生源は主として工場振動，建設作業振動，道路交通，鉄道振動などである。

⑥ 地盤沈下－地下水の大量の汲み上げにより地盤を支える圧力が減少し地盤が沈下するもので，建築物への被害が大きい。

⑦ 悪臭－発生源別の苦情件数で主なものは野外焼却，サービス業，畜産農家である。

(6) 主な公害

① **水俣病**－熊本・水俣市（水俣湾），新潟県（阿賀野川）で発生し，原因物質はメチル水銀で中枢神経障害をきたす。

② **四日市ぜんそく**－四日市石油コンビナートで発生し，原因物質は二酸化硫黄で，気管支喘息，慢性気管支炎をきたす。

③ **イタイイタイ病**－富山県（神通川）で発生し，原因物質はカドミウムで，腎障害，骨軟化，激しい痛みを伴う。

④ **慢性ヒ素中毒症**－宮崎県（土呂久鉱山），島根県（笹ヶ谷鉱山）で発生し，原因は亜ヒ酸摂取で，皮膚障害，皮膚癌，慢性気管支炎などをきたす。

精選問題

問題8　正しい組み合わせはどれか

1．宮崎土呂久鉱害－二酸化硫黄
2．イタイイタイ病－ヒ素
3．水俣病－メチル水銀
4．四日市ぜんそく－カドミウム

解説

1．宮崎土呂久鉱害の発生原因はヒ素である。
2．イタイイタイ病の発生原因はカドミウムである。
4．四日市ぜんそくの発生原因は二酸化硫黄である。

問題9　正しい組み合わせはどれか

1．富栄養化－閉鎖海域
2．トリクロロエチレン汚水－海水
3．メチル水銀汚染－地下水
4．トリハロメタン生成－湖沼

解説

2．トリクロロエチレン汚水は地下水汚染が問題となっている。
3．メチル水銀汚染は海水汚染が原因である。
4．トリハロメタンは水道水中に生じる。

問題10　正しい組み合わせはどれか

1．土呂久－鉛中毒
2．神通川－イタイイタイ病
3．笹ヶ谷－喘息
4．四日市－メチル水銀

解説

1．土呂久（宮崎）3．笹ヶ谷（島根県）は慢性ヒ素中毒，4．四日市は気管支喘息の公害健康被害および指定疾病である。

〈解答〉

問題8－3．　問題9－1．　問題10－2．

2. 公衆衛生

試験によく出る重要ポイント

(1) 健康管理

① **プライマリ・ヘルスケア（PHC）**

WHO が1978年アルマ・マタで開催された会議で提言された。自助と自決の精神を原則とし，地域社会または国が開発の程度に応じて，負担可能な範囲内で，個人または家族の自発的な参加により，実用的で，科学的に適正，かつ社会的に受け入れられる手順と技術に基づいた保健医療活動を行っていくこと。

② トータルヘルスプロモーション（THP）

健康測定の結果に基づいて，専門的な研修を受講した健康づくりスタッフとともに心身両面からの健康指導（運動指導，心理相談，栄養指導，保健指導）を行うもの。

③ 医療計画

各都道府県が医療計画を作成し，2次（広域市町村），3次（都道府県）医療圏を設定するとともに医療圏ごとの必要病床数を定めること。医療圏とは医療計画の単位となる区域である。

(2) 疾病予防段階

① **一次予防**－健康な段階で行う予防（健康教室，食生活改善，健康相談，体力増進，予防接種，環境衛生の改善など）

② **二次予防**－疾病の早期発見・早期治療（検診，適切な治療，合併症の予防）

③ **三次予防**－疾病の悪化防止と社会復帰（リハビリテーション，疾病・障害の再発・転移の防止，職場の適正配置，雇用促進）

(3) 疫学

① 疫学はヒトという個体を単位として数え，様々な分析を行う学問である。

② 疫学研究方法は，観察的研究と実験的研究（介入研究）の2つに大きく分けられる。前者はさらに記述疫学と分析疫学に分けら

れる。

・**記述疫学**－疾病発生の原因が不明の場合に，その疾病の特徴を正確に記述するもの

・**分析疫学**－疑わしい要因の妥当性について検討するもので仮説の証明を目的とする。分析疫学にはコホート研究と患者（症例）対照研究がある。

・**コホート研究**－研究を始める前に推定要因の有無を調べ，その集団を追跡し，要因あり群となし群の疾病の頻度を研究する。前向き調査ともいう。コホート研究では相対危険度，寄与危険度が算出でき，診断の正確性は大きい。しかし観察期間が長期にわたり，労力，経費が必要である

・**患者（症例）対照研究**－ある疾病の患者（症例）群とその疾病ではない対照群で，ある要因の有無を調査して比較する研究方法である。後ろ向き研究ともいう。患者群と対照群で背景が異なってしまう可能性があるため，重要な項目についてはマッチングを必要とする。調査期間は短く，労力・経費は少なくてすむ。相対危険度（疑わしい要因の有無別の疾病発生率の比）や寄与危険度（要因の有無別の疾病発生率の差）の算出は不可能であり，条件によりオッズ比（ある事象を持つものと持たないものの比）を相対危険度の近似値として用いる。

精選問題

問題11　プライマリ・ヘルスケアで誤っているのはどれか

1．住民のニーズを尊重する
2．住民が主体的に参加する
3．地域の社会資源を有効活用する
4．高度先進医療を提供する

解説

プライマリ・ヘルスケアの概念の特徴は，従来の専門家による公衆衛生を拡大し，住民自身が自ら参加して公衆衛生を実践することを促した点にある。プライマリ・ヘルスケアの概念に含まれないものは，専門医療，専門医の育成，専門教育や病院などである。

問題12　誤っているのはどれか

1．リハビリテーションは第３次予防である
2．健康診断は第１次予防である
3．禁煙は第１次予防である
4．予防接種は第１次予防である

解説

2．健康診断は第２次予防である。

問題13　疫学で正しいのはどれか

1．病気の人のみを対象にしている
2．コホート研究は後ろ向き調査と呼ばれる
3．標本調査では偏りを除くため無作為に抽出する
4．患者対照研究からは寄与危険度が得られる

解説

1．病気の人のみでなく病気でない人も対象にしている。
2．コホート研究は将来に向かって集団を追跡するので，前向き調査と呼ばれる。
4．患者対照研究からは相対危険度，寄与危険度の算出は不可能で，条件によりオッズ比を相対危険度の近似値として用いる。

〈解答〉

問題11－４．　問題12－２．　問題13－３．

試験によく出る重要ポイント

(4)衛生統計の種類

① 人口統計－人口統計は，各国，各地域の健康状態を明らかにするために必要なものである。人口統計は**人口静態統計**（ある一時点の人口統計）と**人口動態統計**（一定期間の人口の変動）に分類される。

② **人口静態統計（国勢調査）**

・国勢調査は５年に一度，10月１日に全国規模で人口調査が行われている。

・年齢別人口（人口ピラミッド）は不規則なひょうたん型を示している。

・総人口は，年少人口（０～14歳），生産年齢人口（15～64歳），老年人口（65歳以上）に３区分し，それぞれの割合およびおのおのの人口との相互関係から算出される指数が保健・福祉の分野で用いられる。

③ **人口動態統計**

人口動態統計は一年間に発生した**出産，死亡，婚姻，離婚，死産の指標**をいう。

・出生－出生率：人口千人当たりの出生数を示す指標である。

・合計特殊出生率：その年における女子の年齢別出生率を合計した値

・総再生産率：合計特殊出生率のうち女児だけについての年齢別出生率を合計したもの。

・純再生産率：総再生産率に加えて，生まれた女児がその母親の年齢に達する確率を考慮に入れたもの。

・死亡－死亡率：人口千人に対する死亡者の割合を示す指標で，粗死亡率ともいわれる。人口の年齢構成が著しく異なる場合，年齢調整死亡率を用いる。

・婚姻－近年の結婚年齢は，夫婦ともに年々高くなる傾向にあり，2009年の初婚の夫・妻ともに25～29歳の層の割合が高い。

・離婚－離婚率の上昇は女子の社会的地位，生活能力の向上を背景にしているものと考えられる。

・死産－死産とは妊娠満12週以後の死児の出産であり，自然死産と人工死産に分類している。

④ 健康指標

・**PMI**－死亡率の国際比較に利用される指標であり，50歳以上の死亡数の全死亡総数に対する割合のことである。

・PMI（％）＝（50歳以上の死亡者数÷全死亡者数）×100

PMI はその国の老年人口が多いか否かによって異なるが，若死にする者が多いか，相当の年配になってから死亡する者が多いかを知ることができる。一般に死亡年齢の高齢化，人口の高齢化によって PMI 値は大きくなる。

精選問題

問題14　人口ピラミッドのつぼ型をピラミッド型と比較したとき誤っているのはどれか

1．年少人口の割合が少ない　　2．出生率が高い
3．平均寿命が長い　　4．50歳以上死亡割合が大きい

解説

年齢階級別人口を性別に棒グラフで図示したものを人口ピラミッドといい，ピラミッド型は将来人口の増加型を示し，つぼ型はその集団の出生率の減少を示すもので，将来は人口が減少することを意味する。

問題15　人口動態統計で算出されないのはどれか

1．出生率　　2．乳児死亡率　　3．離婚率　　4．人口密度

解説

人口統計には，人口静態統計（国勢調査）と人口動態統計（出生・死亡・死産・婚姻・離婚）とがある。

問題16　健康指標について誤っているのはどれか

1．年齢構成の異なる集団の死亡率の比較に年齢調整死亡率を使う
2．純再生産率が1.0より小さい状態が続くとき，将来人口は減少する
3．平均寿命は0歳の平均余命より短い
4．PMI は全死亡数に占める50歳以上の死亡の割合である

解説

3．平均寿命とは，0歳児がその後何年生存できるかを示す。すなわち0歳の平均余命のことである。

〈解答〉

問題14－2．　問題15－4．　問題16－3．

試験によく出る重要ポイント

(5)母子保健の指標

① **妊産婦死亡**－妊産婦死亡とは，妊娠中または分娩後42日以内の母体の死亡をいう。

② 妊産婦死亡率－出産数10万に対する年間の妊産婦死亡数で示される。

妊産婦死亡率＝妊産婦死亡数÷出産数×100.000

③ **死産**－死産とは妊娠満12週（第４カ月）以後の死児（出生時に心拍，随意筋運動，呼吸のいずれも認められないもの）の出産であり，自然死産と人工死産に分類される。

死産率は，出産（出生＋死産）千対で表される。

死亡率＝〈死産数÷出産数（出生数＋死産数）〉×1.000

④ **乳児死亡**－乳児死亡とは生後１年未満の死亡をいい，新生児死亡とは生後４週未満の死亡，また早期新生児死亡は生後１週未満の死亡とされ，おのおのの死亡率は以下の式で算出される。

乳児死亡率＝（乳児死亡数÷出生数）×1.000，

新生児死亡率＝（新生児死亡数÷出生数）×1.000，

早期新生児死亡率＝（早期新生児死亡数÷出生数）×1.000

⑤ **周産期死亡**－周産期とは，妊娠22週以後から生後１週未満の時期をいう。周産期死亡とは妊娠満22週以後の死産と早期新生児死亡を合計したものをいう。周産期死亡率は通常出産（出生＋妊娠満22週以後の死産数）千対で表される。

周産期死亡率＝〈妊娠22週以後の死産数＋早期新生児死亡数÷出産（出生＋妊娠22週以後の死産）数〉×1.000

(6)学校保健

① 就学時の健康診断－就学４カ月前（11月30日）までに実施することになっている。この健康診断は市町村教育委員会によって実施され，教育の可能性についての判断を健康の立場から指導することを目的としている。

定期健康診断－21日以内にその結果を児童・生徒および保護者に通知し，「健康診断の結果に基づき，疾病の予防処置を行い，または治療を指示し，ならびに運動および作業を軽減する等適切な措置」をとっている。

疾病・罹患率で，**小学校で１位：未処置う歯のもの。２位：裸眼視力1.0未満のもの，中学校・高等学校では１位：裸眼視力1.0未満のもの，２位：未処置う歯のもの**

② 教職員の健康診断－教職員の健康状態は，児童生徒などに影響を及ぼすので，教職員の健康診断と健康管理が行われている。

③ 感染症予防－学校保健安全法に定めるところにより，感染症にかかっている者，その疑いのある者およびかかるおそれのある者を，校長は出席停止させることができる。学校伝染病は第１種，第２種，第３種に分類されている。

精選問題

問題17　母子保健統計について誤っているのはどれか

1．死産率は出産千に対する割合である
2．乳児死亡率は出生千に対する乳児死亡の割合である
3．早期新生児死亡は生後１週未満の死亡をいう
4．周産期死亡は妊娠28週以降の死産をいう

解説

4．周産期死亡は，妊娠満22週以後の死産と生後１週未満の早期新生児死亡を合わせたものである。

問題18　誤っているのはどれか

1．乳児死亡は早期新生児死亡を含む
2．妊娠12週以前の死児の出産を死産という
3．新生児死亡は先天的要因によるものが多い
4．乳児死亡率は出生千に対する比率である

解説

2．妊娠満12週以後の死児の出産を死産という。

問題19　中学校の定期健康診断で罹患率の最も高いのはどれか

1．未処置う歯
2．肥満傾向
3．裸眼視力1.0未満
4．鼻・副鼻腔疾患

解説

中学校の定期健康診断での罹患率１位は裸眼視力1.0未満，２位は未処置う歯，３位はその他の歯疾患，４位は鼻・副鼻腔疾患である。

〈解答〉

問題17－４．　問題18－２．　問題19－３．

試験によく出る重要ポイント 重要

(7) 産業保健

① 労働衛生管理の展開－労働衛生管理には，**健康管理，作業環境管理，作業管理があり，労働衛生の三管理といわれる**。さらに，労働衛生教育，総括管理を加えた五管理を進めている企業も多くある。

② 健康管理－健康管理の中心となる健康診断には，全労働者を対象に実施する一般健康診断と，有害因子を取り扱う作業者を対象に実施する特殊健康診断などがある。

③ 作業環境管理－作業環境管理とは，作業職場における有害因子による労働者の健康障害を防止するために作業職場の環境調整をし，その結果をもとに，空気中有害物質の濃度管理，発生源の把握，局所排気管理の性能，曝露の予防等ならびに快適な作業環境の維持を図っていくことである。

④ 作業管理－作業管理は，作業方法の改善や労働時間・作業内容の適正化をはかることにより労働負担を軽減し，働く人々に対する労働の悪影響を少なくするとともに，働きやすい条件を作り出すことを目的とする。

(8) 成人保健

① 40から65歳までの者を成人期といい，この成人期に多発する疾病の発生予防と健康の維持・増進を積極的に図るものである。

② 生活習慣病の現状と発症要因

2010年の我が国の死亡順位：**1位悪性新生物，2位心疾患，3位脳血管疾患**

③ 悪性新生物の年齢調整死亡率の年次推移

胃癌：減少　肺癌：増加　子宮頸・体癌：低下傾向から横ばい
乳癌：増加　肝癌：減少　大腸癌：横ばい　食道癌：不変
膵癌：不変　白血病：定常状態

心疾患－虚血性心疾患の四大要因は高血圧，高脂血症，糖尿病，喫煙である。

脳血管疾患－脳内出血の死亡率は減少，脳梗塞の死亡率は増加全体的には死亡率減少傾向にある。

(9) 食品衛生

① 食中毒－食中毒とは，有毒有害な微生物や化学物質を含む飲食物を食べた結果生ずる健康障害である。食中毒はその原因によって，病原微生物性食中毒，自然毒食中毒，科学性食中毒に大別される。

細菌性食中毒－感染型と毒素系に分けられる
感染型－サルモネラ菌，腸塩ビブリオ，病原性大腸菌，カンピロバクター
毒素型－ボツリヌス菌，黄色ブドウ球菌
自然毒－フグ中毒，毒キノコ中毒など
化学性食中毒－アフラトキシン，黄変米毒素など

精選問題

問題20　労働衛生の３管理に含まれないのはどれか
１．現場管理　　２．作業管理　　３．作業環境管理　　４．健康管理

解説
労働衛生３管理とは，健康管理，作業管理，作業環境管理をいう。

問題21　最近10年間の死亡統計で正しいのはどれか
１．悪性新生物，心疾患および脳血管疾患による死亡数の合計は全死亡数の約７割を占める
２．全悪性新生物の粗死亡率は減少傾向にある
３．脳血管疾患の年齢調整死亡率は男女共に増大傾向にある
４．心疾患の年齢調整死亡率は男女共に減少傾向にある

解説
１．悪性新生物，心疾患および脳血管疾患による死亡数の合計は全死亡数の約６割を占める。
２．全悪性新生物の粗死亡率は増加傾向にあり，年齢調整死亡率は減少傾向にある。
３．脳血管疾患の年齢調整死亡率は男女共に減少傾向にある。
４．心疾患の年齢調整死亡率は男女共に減少傾向にある。

問題22　感染型食中毒の原因になるのはどれか。２つ選べ。
１．サルモネラ菌　　２．カンピロバクター
３．ボツリヌス菌　　４．黄色ブドウ球菌

解説
１．２は感染型食中毒の原因細菌である。
３．４は毒素型食中毒の原因細菌である。

〈解答〉
問題20－１．　問題21－４．　問題22－１，２．

試験によく出る重要ポイント

(10) 精神保健

① 精神障害の分類

内因性の精神障害－特定できる原因がなくとも発症する障害で，統合失調症，躁うつ病などがある。

外因性の精神障害－外的要因によって脳に器質的な障害をきたす障害で，認知症・アルコール依存症・てんかんなどがある。

心因性の精神障害－心理・社会的刺激が原因で生じるものである。神経症，摂食障害などがある。

② 精神障害者の医療

医療に関して定められた入院の方法には，**任意入院，措置入院，緊急措置入院，医療保護入院，応急入院**がある。

③ 地域精神保健活動

保健所の精神保健活動，精神保健福祉センター，市町村の精神保健活動，精神科デイケア

(11) 衛生行政

保健所の業務（以下の事項について指導及びこれに必要な業務を行う事となっている）

① 地域保健に関する思想の普及及び向上に関する事項
② 人口動態統計その他地域保健にかかわる統計に関する事項
③ 栄養の改善及び食品衛生に関する事項
④ 住宅，水道，下水道，廃棄物の処理，清掃その他の環境に関する事項
⑤ 医事及び薬事に関する事項
⑥ 保健師に関する事項
⑦ 公共医療事業の向上及び増進に関する事項
⑧ 母性及び乳幼児ならびに老人の保険に関する事項
⑨ 歯科保健に関する事項
⑩ 精神保健に関する事項
⑪ 治療が確立していない疾病その他特殊の疾病により長期に療養を必要とする者の保健に関する事項
⑫ エイズ，結核，性病，伝染病その他の疾病の予防に関する事項
⑬ 衛生上の試験及び検査に関する事項
⑭ その他地域住民の健康の保持及び増進に関する事項

精選問題

問題23　我が国の精神保健について誤っているのはどれか

1．入院治療よりも地域ケアを重視する
2．精神病院入院患者で最も多いのは躁うつ病である
3．通院医療費の公的負担制度がある
4．病状を多面的に総合的・客観的に判断する相対的尺度はある

解説 ……………………………………………………………………………………

2．精神病院入院患者で最も多いのは統合失調症である。

問題24　精神保健法の規定により原則として本人または保護義務者の同意を必要としないのはどれか

1．任意入院
2．措置入院
3．医療保護入院
4．仮入院

解説 ……………………………………………………………………………………

1．措置入院は患者本人の同意に基づくもの。
2．措置入院は２名以上の精神保健指定医の診察が必要。
3．医療保護入院は保護義務者の同意と精神保健指定医の診察が必要。
4．仮入院は親権者，後見人，配偶者その他の扶養義務者の同意と精神保健指定医の診察が必要。

問題25　保健所業務でないのはどれか

1．歯科保健
2．医事と薬事
3．食品衛生
4．労働災害の防止

解説 ……………………………………………………………………………………

労働災害の防止は，厚生労働省，都道府県労働局，労働基準監督署の業務である。

〈解答〉

問題23－２．　問題24－２．　問題25－４．

3. 感染症

試験によく出る重要ポイント

(1) 主な病原体の種類

① RNA ウイルス－インフルエンザ，麻疹，風疹，A，C 型肝炎，エイズ

② DNA ウイルス－ヘルペス，サイトメガロ，アデノ，B 型肝炎

③ 原虫－赤痢アメーバ，トキソプラズマ，マラリア原虫

④ クラミジア－クラミジア・トラコマチス，クラミジア・シッタシ

⑤ リケッチア－リケッチア・プロワツェキイ，リケッチア・リケッツィ

⑥ グラム陽性菌－黄色ブドウ球菌，肺炎球菌，炭疽菌，破傷風菌，ボツリヌス菌

⑦ グラム陰性菌－淋菌，髄膜炎菌，大腸菌，チフス菌，赤痢菌，コレラ菌

⑧ 寄生虫（線虫類－回虫，ギョウ虫，アニサキス，吸虫類－日本住血吸虫，条虫類－エキノコッカス）

(2) 感染症法

① 1 類感染症－エボラ出血熱，クリミア・コンゴ出血熱，痘そう，ペスト，マールブルグ病，ラッサ熱

② 2 類感染症－ポリオ，ジフテリア，重症急性呼吸器症候群(SARS)，結核，鳥インフルエンザ

③ 3 類感染症－腸管出血性大腸菌感染症，コレラ，細菌性赤痢，腸チフス，パラチフス

④ 4 類感染症－日本脳炎，レジオネラ症，エキノコックス症，オウム病

⑤ 5 類感染症－アメーバ赤痢，破傷風，クロイツフェルトヤコブ病，細菌性髄膜炎

(3) **感染経路**

・直接感染

① 直接接触感染－性交（エイズ，B 型肝炎，梅毒），土壌（破傷風，レジオネラ症），経皮侵入（狂犬病，マラリア）

② 飛沫散布－インフルエンザ，百日咳，ジフテリア，ポリオ，母子（垂直）

③ 感染－胎盤感染（先天性梅毒，風疹），産道感染（B 型肝炎），母乳感染（エイズ）

・間接感染

① 空気感染－飛沫核感染（結核，インフルエンザ），塵埃感染（結核，レジオネラ症）

② 媒介物感染－媒介物感染（ジフテリア，B 型肝炎），水系感染－赤痢，コレラ，腸チフス，食物感染－食中毒，コレラ

③ 媒介動物感染－機械的感染－ポリオ，赤痢，コレラ

④ 生物学的感染－日本脳炎，発疹チフス

(4) **ワクチンの種類**

① 弱毒性菌ワクチン－病気を引き起こす能力は失っているが，感染力と抗体産生能は保持しているようなウイルスや細菌を生きたままワクチンとして利用したもの（ポリオ，風疹，水痘など）

② 不活化ワクチン－病原体を死滅させ，免疫毒性のみを保たせたもの（百日咳，日本脳炎，インフルエンザなど）

③ トキソイド－細菌が産生する毒素を取出し，免疫原性のみを残して無毒化したもの（ジフテリア，破傷風など）

精選問題

問題26　原虫感染症でないのはどれか

1．赤痢アメーバ
2．マラリア
3．トキソプラズマ症
4．フィラリア症

解説

フィラリア症の原因のフィラリアは寄生虫（線虫類）であり，原虫感染症ではない。

問題27　感染症法で３類感染症でないのはどれか

1．腸管出血性大腸菌感染症
2．ジフテリア
3．コレラ
4．細菌性赤痢

解説

３類感染症は，腸管出血性大腸菌感染症，コレラ，細菌性赤痢，腸チフス，パラチフスの５種で，ジフテリアは２類感染症である。

問題28　不活化ワクチンを用いる疾患はどれか。２つ選べ

1．日本脳炎
2．結核
3．インフルエンザ
4．破傷風

解説

弱毒性菌ワクチン－結核，ポリオ，風疹
不活化ワクチン－日本脳炎，百日咳，インフルエンザ
トキソイド－ジフテリア，破傷風

〈解答〉

問題26－4．　問題27－2．　問題28－1，3．

4. 消　毒

試験によく出る重要ポイント

患者・保護者の排泄物，そのほか病原体で汚染された物件はすべて消毒しなければならない。1～3類感染症患者に関しては感染症法により消毒が規定されている。消毒法には焼却，加熱，日光消毒等の理学的方法と，種々の消毒剤による科学的方法とがある。

(1)理学的消毒法

①　加熱

・煮沸消毒法－方法は100°，15分，対象物は布，食器，ガラス類
・火炎滅菌－方法は焼却，対象物は再利用しないもの
・乾熱滅菌－方法は180°，30分，対象物は金属，ガラス，陶磁器
・高圧蒸気滅菌－方法は加圧（121℃，30分），対象物は高温で変形しないもの

②　照射

・紫外線－方法は直射照射のみ有効，対象物は室内（無菌室）衣類
・超音波－方法は30～50 kHz，対象物は手指，器具
・濾過－方法は線維フィルター，対象物は空気（浮遊微生物）

(2)科学的消毒

①　ガス

・エチレンオキサイド－方法は50～60℃，湿度30%，対象物は室内，器具，布
・ホルムアルデヒド－方法は18℃，湿度75%以上，対象物は室内，器具

②　薬液

・さらし粉－方法は遊離型塩素として0.1～11 ppm（飲料水），対象物は水道，井戸，プール
・次亜塩素酸－方法は50 ppm（器具，衣類），対象物は器具，食品，衣類，排泄物
・ヨードチンキ－方法は有効ヨウ素による，対象物は皮膚，手術部位，器具

・アルコール－方法はエタノール，対象物は皮膚，器具，手指
・クレゾール液－方法は１～３％水溶液，対象物は皮膚，布，器具
・石灰酸（フェノール）－方法は１％（手指，皮膚），３％水溶液，対象物は器具，吐物，排泄物
・逆性石鹸（陽イオン型活性剤）－方法は0.5～1.0％（器具），原液～３％（皮膚），対象物は手指，皮膚，器具
・クロールヘキシジン－方法はヒビデン液など，対象物は手指，皮膚，器具
・ホルマリン水－対象物は手指，器具
・生石灰－対象物は吐物，排泄物，汚水

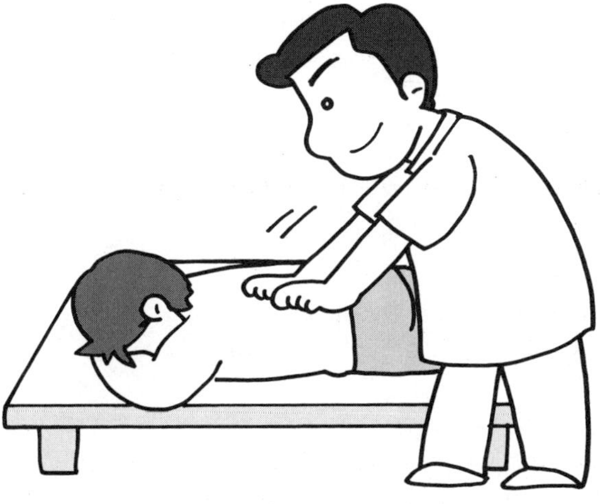

精選問題

問題29　滅菌できないのはどれか

1．焼却
2．100℃で15分間の煮沸
3．121℃で20分間の高圧蒸気
4．170℃で120分間の乾熱空気

解説

2．煮沸消毒で，死滅するのは栄養型細菌であり，破傷風菌，枯草菌などは完全に殺菌できない。

問題30　加熱殺菌のみでないのはどれか

1．紫外線
2．火炎滅菌
3．乾熱滅菌
4．高圧蒸気滅菌

解説

紫外線は理学的消毒法の照射による消毒で，紫外線の殺菌作用と赤外線の加熱作用がある

問題31　消毒薬と適応との組み合わせで誤っているのはどれか

1．次亜塩素酸－排泄物に汚染されたもの
2．ヨードチンキ－皮膚
3．クレゾール液－B 型肝炎ウイルス
4．クロールヘキシジン－手についた一般細菌

解説

1．次亜塩素酸は器具，食品，衣類，排泄物などの消毒に用いる
2．ヨードチンキは皮膚，手術部位などの消毒に用いる
3．クレゾール液は皮膚，器具，手指の消毒に用い，ウイルスには無効である
4．クロールヘキシジンは手指，皮膚，器具などの消毒に用いる

〈解答〉

問題29－2．　問題30－1．　問題31－3．

第6章

一般臨床医学

出題傾向（以下の項目とポイントは特に重要です）

1．診察各論
　（視診，打診，聴診，触診，測定，知覚反射）
2．主要な疾患
　(1) 呼吸器疾患（気管支喘息，慢性閉塞性肺疾患）
　(2) 循環器疾患（心筋梗塞）
　(3) 消化器疾患（消化性潰瘍，腸閉塞）
　(4) 肝・胆・膵疾患（肝硬変）
　(5) 代謝・栄養疾患（糖尿病）
　(6) 内分泌疾患（甲状腺機能亢進症，クッシング症候群）
　(7) 血液疾患（貧血）
　(8) 腎・尿路疾患（ネフローゼ症候群，急性糸球体腎炎）
　(9) 神経系疾患（パーキンソン病）
　(10) 膠原病（関節リウマチ）

1. 診察各論

試験によく出る重要ポイント

(1) 問診

① **主訴**－一番困っていること
② **現病歴**－症状の部位，経過，原因など
③ **既往歴**－現疾患に影響を与えるような過去の疾患
④ **家族歴**－遺伝性の疾患や家族内感染が疑われるような疾患

(2) 視診

① 体位と姿勢
- **マン－ウェルニッケ姿勢**－脳血管障害
- **前かがみの姿勢**－パーキンソン病
- **脊柱前彎姿勢**－進行性筋ジストロフィー
- **エビ姿勢**－胆石症

② 精神状態
- 意識状態－**傾眠**：軽い刺激で一時的に覚醒する。
  昏迷：強い痛み刺激に反応する。
  昏睡：いかなる刺激にも反応しない。
  失神：一時的な意識障害
  せん妄：幻覚などを伴う興奮状態で外からの刺激には反応しない。

③ 異常運動（不随意運動）
- **痙攣**－てんかん，脳血管障害，全身性エリトマトーデス
- **振戦**－律動的な不随意運動　パーキンソン病，多発性硬化症，肝硬変
- **アテトーゼ運動**－くねるような連続性不随意運動
- **チック**－無目的に急激な運動を反復する。
- **ミオクローヌス**－一部の筋肉の突発的な素早い収縮

④ 歩行（異常歩行）
- **分回し歩行**－脳血管障害
- **はさみ足歩行**－脳性麻痺
- **中殿筋（トレンデレンブルグ）歩行**－中殿筋筋力低下，股関節脱臼
- **間欠性歩行**－脊柱管狭窄症，閉塞性動脈硬化症

・**失調性歩行**－脊髄癆，血管障害，腫瘍
・**痙性歩行**－脳血管障害
・**小刻み歩行**－パーキンソン病

精選問題

問題1　問診上，家族歴が重要なのはどれか。2つ選べ

1．糖尿病　2．外傷　3．痛風　4．靭帯損傷

解説

糖尿病，痛風は遺伝性があり，家族歴を確認する必要性がある。

問題2　脳血管障害に特有なのはどれか

1．前かがみの姿勢　2．マンーウェルニッケ姿勢
3．脊柱前彎姿勢　4．エビ姿勢

解説

1．前かがみの姿勢はパーキンソン病で特徴的である。
2．マンーウェルニッケ姿勢は脳血管障害で特徴的である。
3．脊柱前彎姿勢は進行性筋ジストロフィーで特徴的である。
4．エビ姿勢は胆石症などで腹痛が強いときに特徴的である。

問題3　歩行時に痛みなどで歩行不能となり，休息すると歩行可能となるのはどれか

1．はさみ足歩行　2．失調性歩行
3．間欠性歩行　4．トレンデレンブルグ歩行

解説

1．はさみ足歩行は脳性まひなどにみられ，股関節が伸展・内転・内旋して両下肢が交差する。
2．失調性歩行は脊髄癆などでみられ，歩隔を広げ，歩容の規則性がなく，前後左右に倒れそうになる。
3．間欠性歩行は脊柱管狭窄症などにみられ，歩行すると痛みで歩行不能となり，休息すると歩行可能となるが再度症状が出現する。
4．トレンデレンブルグ歩行は中殿筋筋力低下時にみられ，立脚期で骨盤が健側に傾く。

〈解答〉

問題1－1.，3.　問題2－2.　問題3－3.

試験によく出る重要ポイント

⑤　皮膚

皮膚の色調変化と疾患

・蒼白－貧血，レイノー現象，ショック

・**チアノーゼ**－心不全，末梢循環障害，ファロー四徴候

・**黄疸**－溶血性貧血，肝炎，肝癌，肝硬変

皮膚の性状変化と疾患

・**浮腫**－腎不全，心不全，肝硬変，ネフローゼ症候群

発疹

・紅斑（こうはん）－肝硬変，全身性エリトマトーデス

・紫斑（しはん）－再生不良性貧血，紫斑病，白血病，悪性リンパ腫

・結節（けっせつ）－感染性心内膜炎，変形性関節症

・水疱－帯状疱疹，単純性疱疹

その他皮膚の変化

・クモ状血管腫－肝硬変

・スプーン様爪－鉄欠乏性貧血

・爪に横の白線－ネフローゼ症候群

⑥　頭部，顔面の視診

顔貌（がんぼう）

・**仮面様顔貌**－パーキンソン病，うつ病，強皮症

・**満月様顔貌**－クッシング症候群，ステロイド薬長期使用

眼瞼（がんけん），眼球

・**眼球突出**－バセドウ病

・**眼瞼下垂**－動眼神経麻痺，重症筋無力症

鼻，口腔，舌

・**イチゴ舌**－川崎病

・**ハンター舌炎**－悪性貧血

・**アフタ**－ビタミンB_2欠乏，ベーチェット病

・**コプリック斑**－麻疹（はしか）

⑦　頸部の視診

・**びまん性甲状腺腫**－バセドウ病，橋本病

・**翼上頸**－ターナー症候群

⑧　胸部の視診

・**樽状胸**－肺気腫　　・**漏斗胸**－マルファン症候群

⑨　腹部の視診

・赤色皮膚線状－クッシング症候群

・白色皮膚線状－妊娠既往者

精選問題

問題4　黄疸をきたさない疾患はどれか

1．溶血性貧血　　2．胆石症

3．肝炎　　4．心不全

解説

皮膚の色調変化で，心不全はチアノーゼが起こる。

問題5　視診について正しい組み合わせはどれか

1．満月様顔貌－パーキンソン病　　2．ベル現象－重症筋無力症

3．クモ状血管腫－肝硬変　　4．仮面様顔貌－クッシング症候群

解説

1．満月様顔貌は丸く，赤い顔が特徴でクッシング症候群などでみられる。

2．ベル現象は閉眼で眼球が上外方へ回転する。末梢性顔面神経麻痺でみられる。

4．仮面様顔貌は表情の乏しい状態で，パーキンソン病でみられる。

問題6　口内炎の所見で正しい組み合わせはどれか

1．ハンター舌炎－川崎病　　2．イチゴ舌－悪性貧血

3．再発性アフターベーチェット病　　4．コプリック斑－アジソン病

解説

1．ハンター舌炎は悪性貧血でみられる。

2．イチゴ舌は川崎病でみられる。

4．コプリック斑は麻疹でみられ，アジソン病では黒色斑が特徴的である。

〈解答〉

問題4－4．　問題5－3．　問題6－3．

試験によく出る重要ポイント

(3) 打診

① 打診の意義と方法

・胸部と腹部の診察に有効

・直接法と間接法がある。一般的には指指打診法

② 胸部の打診

・濁音が聴かれる場合－胸水，無気肺，肺化膿症（含気量が低下する肺疾患）

・鼓音が聴かれる場合－肺気腫，気胸（含気量が低下する肺疾患）

③ 腹部の打診

・鼓音が増強する場合－麻痺性イレウスなどによる腸管ガス増量

・濁音が聴かれる場合－腹水貯留，巨大腫瘤，肝腫大

(4) 聴診

① 聴診の意義と方法

・肺，心臓，腹部臓器，血管病変の診断に有効

・直接法と間接法（聴診器使用）がある

② 肺の聴診

異常呼吸音

・**呼吸音の増強**－気管支炎，肺炎，肺結核

・**呼吸音の減弱**－胸水，気胸

・ラ音を聴取するもの－気管支喘息，気管支拡張症，気管支炎，肺炎，肺結核

③ 心臓の聴診

正常心音

・Ⅰ音－房室弁（僧房弁，三尖弁）の閉じる音

・Ⅱ音－半月弁（大動脈弁，肺動脈弁）の閉じる音

異常心音

・**心音の増強**－甲状腺機能亢進症，ある種の心臓弁膜症，ある種の不整脈

・**心音の減弱**－肥満，肺気腫

・過剰心音－Ⅲ音，Ⅳ音

・心雑音

・収縮期雑音－甲状腺機能亢進症，心臓弁膜症，先天性心疾患

・拡張期雑音－心臓弁膜症，先天性心疾患

・連続雑音－先天性心疾患

④ 腹部の聴診

・**グル音の増強**－急性腸炎，機械的イレウス（腸管の狭窄）
・**グル音の消失**－麻痺性イレウス，急性腹膜炎

精選問題

問題7　胸部の聴診で誤っているのはどれか

1．肺の聴診では平静呼吸よりやや深い呼吸をゆっくり行わせる
2．気胸では声音が減弱して聴かれる
3．右心不全の診断には呼吸音の聴診が重要である
4．機能性雑音は臨床意義が少ない

解説

3．右心不全の診断には，臨床症状，心エコー検査，胸部単純Ｘ線，血液生化学検査などが重要である。

問題8　打診で濁音を呈するのはどれか。２つ選べ

1．胸水　　2．肺気腫
3．気胸　　4．無気肺

解説

1，4は肺の含気量が低下するため打診では濁音となり，2，3は肺の含気量が上昇するため打診では鼓音となる。

問題9　聴診について正しいのはどれか

1．胸膜炎ではラ音が聴取される
2．肺気腫では心音は増強する
3．腸管の狭窄でグル音は消失する
4．甲状腺機能亢進症では収縮期雑音が聴かれる

解説

1．胸膜炎ではラ音は聴取されない。
2．肺気腫では心音は減弱する。
3．腸管の狭窄ではグル音は増強する。
4．甲状腺機能亢進症，心臓弁膜症，先天性心疾患などでは収縮期雑音が聴かれる。

〈解答〉

問題7－3．　問題8－1，4．　問題9－4．

試験によく出る重要ポイント

(5)触診

① 触診の意義と方法

異常部位の熱感，緊張度，圧痛，知覚，硬結，腫瘤を指先の感覚でとらえる。

② 皮膚，皮下組織の触診

・胃・十二指腸潰瘍－**ボアス点**，小野寺圧痛点

・虫垂炎－**マックバーネ点**，**ランツ点**，ムンロー点

③ 筋肉の触診

・ジャックナイフ（折りたたみナイフ）現象－錘体路障害

・鉛管現象－錐体外路障害

・神経原性筋萎縮－筋萎縮性側索硬化症，末梢神経損傷

・筋原性筋萎縮－進行性筋ジストロフィー，多発性筋炎

④ 骨・関節の触診

・手関節部腫瘤－ガングリオン

・慢性関節炎－関節包の肥厚

・膝関節の関節液貯留－膝蓋骨躍動

⑤ 腹部の触診

・主要臓器の位置－胃（心窩部），肝臓（右肋骨弓），胆嚢（右季肋部），脾臓（左季肋部），膵臓（心窩部，触知しない），腎臓（左右側腹部）

(6)生命徴候

① 体温－直腸・口腔・腋窩で測定。37℃を超えると発熱と判断する。

・稽留熱(けいりゅうねつ)（日差1℃以内の高熱）－腸チフス，髄膜炎

・弛張熱(しちょうねつ)（日差1℃以上，平熱にならない）－敗血症，肝膿瘍

・周期的熱発（高熱と平熱が周期的に繰り返す）－マラリア，ブルセラ

・低体温（36℃未満）－甲状腺機能低下症，ショック

② 血圧－正常血圧値は130／85 mmHg 未満とすることが多い

・聴診法－音の聞こえ始め：最高血圧　音の消失：最低血圧

③ 脈拍－橈骨動脈・上腕動脈・腋窩動脈・大腿動脈・足背動脈・頸動脈などで測定する。

・**頻脈（100以上／分）**－甲状腺機能亢進症，貧血，不整脈

・**徐脈（60以下／分）**－甲状腺機能低下症，脳圧亢進，スポーツ心臓

・**速脈，大脈**－大動脈弁閉鎖不全症，甲状腺機能亢進症
・**遅脈，小脈**－大動脈弁狭窄症　　　　・**奇脈**－心タンポナーデ
④　呼吸－健常人16～20／分

異常呼吸

・**チェーンストーク呼吸**－呼吸器と無呼吸期が交互に繰り返される（脳圧亢進，髄膜炎）
・**クスマウル呼吸**－尿毒症，糖尿病　・ビオー呼吸－脳圧亢進

精選問題

問題10　折りたたみナイフ現象がみられるのはどれか

1．小脳障害　　　2．錘体路障害
3．末梢神経障害　4．錐体外路障害

解説

脳血管障害などで錘体路が障害されると筋緊張は亢進し，ジャックナイフ（折りたたみナイフ）現象がみられる。

問題11　急性虫垂炎の腹部圧痛点でないのはどれか

1．マックバーネ　2．ランツ
3．ムンロー　　　4．ボアス

解説

4．ボアス点は胃・十二指腸潰瘍の腹部圧痛点である。

問題12　脈拍について正しいのはどれか

1．スポーツ心臓では頻脈になる
2．甲状腺機能亢進症で徐脈になる
3．大動脈弁閉鎖不全症では速脈になる
4．貧血では徐脈になる

解説

1．スポーツ心臓では徐脈になる。
2．甲状腺機能亢進症では頻脈になる。
3．大動脈弁閉鎖不全症では速脈，大脈になる。
4．貧血では頻脈になる。

〈解答〉

問題10－2．　問題11－4．　問題12－3．

試験によく出る重要ポイント

(7) 感覚検査

① 感覚の種類

- 表在感覚－痛覚，温度覚，触覚
- 深部感覚－位置覚，振動覚，深部痛覚
- 複合感覚－立体覚，二点識別覚，局所覚

(8) 反射検査

神経疾患，代謝疾患の診察に有効である。

① 表在反射

- 粘膜反射－角膜反射，咽頭反射
- 皮膚反射－腹壁反射，挙睾筋反射（きょこうきんはんしゃ），足底反射，肛門反射

② 深部反射

- 上位運動ニューロン・錘体路障害－深部腱反射亢進
- 反射弓障害－深部腱反射減弱，消失
- 深部反射の種類－**下顎反射（かがくはんしゃ），上腕二頭筋反射，上腕三頭筋反射，橈骨反射，円回内筋反射，膝蓋腱反射，アキレス腱反射**

③ 病的反射

錘体路障害で出現する。

- 下肢の病的反射

バビンスキー反射，チャドック反射，オッペンハイム反射，ゴードン反射，シェーファー反射，ゴンダ反射，ロッソリー反射

- 上肢の病的反射

ホフマン反射，トレムナー反射，ワルテンベルグ反射

④ クローヌス

深部反射が亢進しているときに起こる連続的反復運動である。

膝クローヌス，足クローヌス

⑤ 自律神経反射

自律神経の機能を検査する。

瞳孔反射（るいこうはんしゃ），アシュネル反射，立毛筋反射，血管運動反射，発汗反射

精選問題

問題13　表在感覚でないのはどれか

1．痛覚
2．位置覚
3．温度覚
4．触覚

解説

表在感覚は痛覚，温度覚，触覚で，位置覚は深部感覚である。

問題14　深部反射はどれか。2つ選べ

1．下顎反射
2．腹壁反射
3．足底反射
4．橈骨反射

解説

1．4は深部反射，2．3は表在反射である。

問題15　上肢の病的反射でないのはどれか

1．バビンスキー反射
2．ホフマン反射
3．トレムナー反射
4．ワルテンベルグ反射

解説

上肢の病的反射はホフマン反射，トレムナー反射，ワルテンベルグ反射がある。

〈解答〉

問題13－2．　問題14－1．，4．　問題15－1．

2. 主要な疾患

試験によく出る重要ポイント

(1) 呼吸器疾患

① 気管支喘息

- 定義－種々の要因により**可逆性の気道閉塞が生じ**，呼気性呼吸困難を呈するもの
- 病因－**外因型はアレルギーによって発症**。発生因子は寒冷，運動，アルコールなど
- 症状－自覚症状：喘息発作症状（**呼吸困難**，**咳**，**痰**，**喘鳴**），重篤症状（**チアノーゼ**，**起坐呼吸**）　他覚症状：視診（**樽状**（たるじょう）**胸郭変形**），聴診（**喘鳴**，**ラ音**，**呼気相の延長**）

② 慢性閉塞性肺疾患（肺気腫）

- 定義－数カ月にわたり，大きく変化することのない呼出性（こしゅつせい）呼吸障害（慢性気管支炎・肺気腫・末梢気道病変が含まれる）
- 病因－加齢とともに増加。男性に多い。要因は喫煙，気道感染，栄養障害など
- 症状－自覚症状：労作時呼吸困難・咳・痰・喘鳴（ぜいめい）　他覚症状：視診（**樽状胸郭変形**，**口すぼめ呼吸**，**太鼓ばち指**，**チアノーゼ**），聴診（喘鳴，ラ音，呼吸音減弱，呼気相延長），打診（鼓音），呼吸機能検査では1秒率の低下

(2) 循環器疾患

① 狭心症

- 定義－**一過性の心筋虚血**で起こる胸痛発作
- 病因－動脈硬化，冠動脈痙縮
- 分類－安静時狭心症，労作性狭心症
- 症状－自覚症状：胸部痛・胸部不快感（**疼痛の持続時間は数分**，**胸痛にはニトログリセリンが有効**），放散痛（下顎・左上肢に疼痛）
- 検査－心電図では労作性狭心症 ST 低下，異型狭心症 ST 上昇

② 心筋梗塞

- 定義－冠動脈閉塞による心筋壊死を生じたもの
- 病因－危険因子は高コレステロール血症・**喫煙**・高血圧・**肥**

満・糖尿病・**ストレス**，アテローム硬化によって発症しやすい。**男性に多い。**
・症状－自覚症状：胸部痛・胸部不快感（疼痛の程度は強く，持続時間は30分以上，ニトログリセリンは無効），嘔吐，呼吸困難，動悸，冷汗，放散痛
・検査－心電図では**異常Q波出現**，ST上昇出現，冠性T波出現，血液化学検査では各種血中酵素上昇（CK·AST（GOT）·LDH），CRP反応陽性・白血球増加，断層心エコー図（梗塞部位の心室壁運動異常）

精選問題

問題16　気管支喘息で誤っているのはどれか

1．喘息発作は夜間から明け方に増強する
2．重積発作では起坐呼吸姿勢をとる
3．自律神経失調は発作を誘発する
4．吸気性の呼吸困難がみられる

解説

4．喘息発作では，呼気性の呼吸困難がみられる。

問題17　肺気腫でみられる胸郭の変化はどれか

1．漏斗胸　　2．扁平胸　　3．樽状胸郭　　4．鳩胸

解説

肺気腫が進行すると，胸郭が前後に拡大した樽状胸郭がみられる。

問題18　62歳の男性，起床後，散歩中に突然胸部がしめつけられるような痛みを感じた。その場でしゃがみ込み静かにしていると，3分ほどで痛みは消失した。考えられるのはどれか

1．狭心症　　2．心筋梗塞　　3．肺梗塞　　4．解離性大動脈瘤

解説

1．労作時に起きる数分間の胸部不快感は狭心症の特徴である。
2．心筋梗塞の胸部不快感は30分以上持続する。
3．肺梗塞の胸痛は数分以内には改善しない。
4．解離性大動脈瘤では前胸部の激痛が突然生じ持続する。

〈解答〉

問題16－4．　問題17－3．　問題18－1．

試験によく出る重要ポイント

(3) 消化器疾患

① 消化性潰瘍（**胃・十二指腸潰瘍**）

- 定義－胃・十二指腸粘膜が粘膜下層以下まで欠損した状態
- 病因－胃粘膜攻撃因子（塩酸・ペプシン・ガストリン）が防御因子（胃粘膜）よりも上回り組織を破壊する，胃粘膜防御機構の異常，**ヘリコバクターピロリ菌**によるもの
- 疫学－胃潰瘍－40歳代，十二指腸潰瘍－30歳代に好発
- 症状－自覚症状：**心窩部痛**（胃潰瘍：食後，十二指腸潰瘍：空腹時），げっぷ，胸やけ，**吐血**・下血　他覚症状：ニッシェ像，ボアス点，小野寺圧痛点
- 合併症－大出血・穿孔・狭窄

② 腸閉塞（イレウス）

- 定義－**腸内容物の通過障害。機械的原因による機械的イレウス**（腸閉塞の90%）と機能的イレウス（**麻痺性イレウス**）に分けられる
- 症状－自覚症状：悪心・嘔吐・腹痛，便秘　他覚症状：機械的イレウス：グル音増強，腸蠕動（じゅどう）不穏，麻痺性イレウス：グル音消失

(4) 肝・胆・膵疾患

① 肝硬変

- 定義－肝細胞周辺の線維化により硬化する
- 病因－**アルコール性肝炎**，**C型肝炎**，**B型肝炎**
- 症状－自覚症状　代償期：全身倦怠感，食欲不振，易疲労感，腹部膨満感，黄疸
  非代償期：**腹壁静脈怒張（どちょう）（メズサの頭）**，**クモ状血管腫**，**手掌紅斑（こうはん）**，**女性化乳房**
- 合併症－**消化管出血**，**肝性昏睡**，**播種性（ばんしゅせい）血管内凝固症候群**，**肝細胞癌**

② 膵炎

- 定義－膵組織から酵素が逸脱して膵臓の自己消化を起こして発生する。
- 病因－，アルコール過飲，**胆石症**，**耳下腺炎**，**副甲状腺機能亢進症**
- 症状－自覚症状：心窩部痛激痛，黄疸・ショック，嘔吐　　他覚症状：膵酵素（血清・尿アミラーゼ）上昇

精選問題

問題19　消化性潰瘍について誤っているのはどれか。２つ選べ

1．胃酸の過剰分泌により発生する
2．十二指腸潰瘍では空腹時に心窩部痛を生じる
3．十二指腸潰瘍は高齢者に多い
4．下血は鮮紅色を呈する

解説

1．胃酸（塩酸）の過剰分泌により発生する。
2．十二指腸潰瘍では空腹時に心窩部痛を生じ，胃潰瘍では食後心窩部痛を生じる。
3．十二指腸潰瘍は30歳代に好発する。
4．下血はタール便を認める。

問題20　腸閉塞の症状でないのはどれか

1．嘔吐
2．下痢
3．腹痛
4．腹部膨満

解説

腸閉塞では，嘔吐，腹痛，腹部膨満，便秘などの症状がみられる。

問題21　肝硬変で誤っているのはどれか

1．クモ状血管腫
2．女性化乳房
3．蝶形紅斑（ちょうけいこうはん）
4．メズサの頭

解説

3．蝶形紅斑は全身性エリトマトーデスでみられる。

〈解答〉

問題19－３，４．　問題20－２．　問題21－３．

試験によく出る重要ポイント

(5)代謝・栄養疾患

① 糖尿病

・定義－インスリンの不足あるいは感受性低下による過血糖状態

・分類－**I型糖尿病（インスリン依存型）は若年者でやせ型が多い。自己免疫的機序**が関与する。**II型糖尿病（インスリン非依存型）は肥満・非肥満型**があり，肥満型では**体重と血糖との関連が強い。**

・症状－自覚症状：口渇・**多飲**・多尿，全身倦怠感，**意識障害**，**クスマウル大呼吸**，アセトン臭，体重減少　他覚症状：血糖値上昇，血中脂質上昇，尿中グルコース・ケトン体増加

・合併症－３大合併症：**糖尿病性網膜症**，**糖尿病性腎症**，**糖尿病性神経症**

(6)内分泌疾患

① アジソン病

・定義－慢性的な副腎皮質機能低下による副腎皮質ホルモン全体の分泌低下

・症状－自覚症状：**色素沈着（皮膚の黒色斑）**，消化器症状，体毛脱落　他覚症状：**血圧低下（アルドステロン低下）**，**血糖値低下**，血清ナトリウム値低下，血清カリウム値上昇，**血中コルチゾール値低値**

② クッシング症候群

・定義－副腎皮質ホルモンのコルチゾールが慢性的に過剰分泌された状態

・分類－ACTH依存性：ACTH分泌亢進によるもの（下垂体性，異所性）　ACTH非依存性：コルチゾール分泌過剰によるもの（副腎皮質腫瘍，副腎皮質過形成）

・症状－自覚症状：**中心性肥満**，**満月様顔貌**，皮膚線状，多毛，骨粗鬆症，無月経，易感染性　他覚症状：血圧，血糖値上昇

③ 甲状腺機能亢進症（大部分がバセドウ病）

・定義－抗甲状腺刺激ホルモン（TSH）受容体抗体による甲状腺

ホルモン分泌過剰状態
・症状－バセドウ病の三主徴：**びまん性甲状腺腫，眼球突出，頻脈**，その他甲状腺機能亢進症状：**体重減少，発汗，心房細動**
・合併症－甲状腺クリーゼ（甲状腺機能亢進症状の急性憎悪），周期性四肢麻痺，重症筋無力症

精選問題

問題22　糖尿病について誤っているのはどれか

1．インスリン依存型ではやせ型が多い
2．管理が悪いと感染症にかかりやすい
3．体重は増加する
4．合併症として神経障害がある

解説

3．Ⅰ型糖尿病では当初から体重は減少し，Ⅱ型糖尿病では軽症時には体重は増加するが，重症化すると体重は減少する。

問題23　クッシング症候群にみられないのはどれか。2つ選べ。

1．中心性肥満　　2．低血圧
3．下肢の浮腫　　4．骨粗鬆症

解説

クッシング症候群の症状は，中心性肥満・満月様顔貌・皮膚線状・多毛・高血圧・高血糖・骨粗鬆症などがあり，下肢の浮腫は起こらない。

問題24　バセドウ病でみられるのはどれか

1．体重増加　　2．眼球陥没
3．徐脈　　4．甲状腺腫

解説

バセドウ病の特徴は眼球突出，頻脈，甲状腺腫で，これをバセドウ病の三主徴という。

〈解答〉

問題22－3．　問題23－2，3．　問題24－4．

試験によく出る重要ポイント

(7) 血液疾患

① 鉄欠乏性貧血

- 定義－何らかの原因による鉄の欠乏が原因で起こる貧血
- 原因－**鉄の需要増大**（小児期・出産期）
  鉄の排泄増大（出産・慢性出血・消化管出血）
  鉄の吸収力低下（胃切除）
- 症状－自覚症状：**動悸**，**息切れ**，易疲労感，**さじ（スプーン）状爪**，舌炎，頻脈
- 他覚症状－血清フェリチン値（血清鉄値と貯蔵鉄を反映）の低下。

② 悪性貧血

- 定義－胃のキャッスル因子に対する自己抗体によって，キャッスル因子の欠如が起こり，**ビタミンB 12が吸収できない自己免疫疾患**
- 病因－ビタミンB 12吸収不足によって**巨赤芽球性貧血**（きょせきがきゅうせいひんけつ）に陥ったもの
- 症状－自覚症状：動悸・息切れ・易疲労性，神経症状（歩行障害，精神障害），消化管症状（食欲減退，悪心），白髪，ハンター舌炎
- 他覚症状－血清ビタミンB 12の低下

(8) 腎・尿路疾患

① ネフローゼ症候群

- 定義－大量の蛋白尿・低蛋白血症・高脂血症・浮腫を主徴とする症候群
- 病因－原発性：腎糸球体病変　続発性：糖尿病，**全身性エリトマトーデス**，粘液水腫
- 症状－**大量蛋白尿**・**低蛋白血症**・**高脂血症**・**浮腫→低アルブミン，低ガンマグロブリン血症**

② 急性糸球体腎炎

- 定義－先行感染に続く1～3週間の潜伏期後に急性発症する糸球体腎炎
- 病因－A群β溶血性連鎖球菌
- 症状－**乏尿**（ぼうにょう），**高血圧**，**肉眼的血尿**，**浮腫**

③ 慢性糸球体腎炎

- 定義－1年以上持続している急性糸球体腎炎または蛋白尿，血

尿などの尿異常所見が１年以上持続しているもの
・症状－**高血圧，顕微鏡的血尿，浮腫**

精選問題

問題25　46歳の女性。子宮筋腫があり，生理が不順である。坂道を登るときに息切れがする。血液検査で小球性低色素性貧血が認められる。考えられるのはどれか。

１．悪性貧血　　２．再生不良性貧血
３．鉄欠乏性貧血　　４．溶血性貧血

解説

１．ビタミンＢ12吸収障害が起きて発症する。大球性正色素性(だいきゅうせいせいしきそせい)の貧血となる。
２．骨盤造血幹細胞形成障害の結果，高度な汎血球(はんけっきゅう)減少をきたす。正球性正色素性貧血(せいきゅうせいせいしきそせいひんけつ)となる。
３．子宮筋腫による月経過多は鉄欠乏性貧血では一般的。小球性低色素性貧血(しょうきゅうせいていしきそせいひんけつ)となる。
４．自己免疫などで発症する。正球性正色素性の貧血となる。

問題26　ネフローゼ症候群にみられないのはどれか

１．浮腫　　２．血尿
３．低蛋白血症　　４．高脂血症

解説

ネフローゼ症候群の四主徴は大量蛋白尿・低蛋白血症・高脂血症・浮腫で，血尿はみられない。

問題27　糸球体腎炎にみられるのはどれか。２つ選べ

１．排尿痛　　２．高血圧
３．低カリウム血症　　４．浮腫

解説

糸球体腎炎では，高血圧，乏尿，浮腫，高カリウム血症，血尿などの症状がみられる。

〈解答〉

問題25－３．　問題26－２．　問題27－２，４．

試験によく出る重要ポイント

(9) 神経系疾患

① パーキンソン病

・定義－中脳黒質のメラニン細胞の変性による神経疾患

・症状－自覚症状：**振戦**－安静時振戦（丸薬丸め運動）

筋固縮－鉛管現象，伸張反射亢進

寡動（かどう）－仮面様顔貌

姿勢反射障害－前かがみ姿勢

歩行障害－小刻み歩行，突進歩行，すくみ足

自律神経障害－便秘

② 脳梗塞

・定義－閉塞の原因によって脳血栓と脳塞栓に分けられる。

脳血栓：脳動脈硬化が進行して脳動脈を閉塞する。

脳塞栓：心臓などで発生した血栓が血行性に脳動脈を閉塞する。

・病因－脳血栓：高血圧，糖尿病，高脂血症，肥満，喫煙など

脳塞栓：心臓内血栓の誘因は心筋梗塞，僧帽弁膜症，心房細動の既往者に多い。

・症状－自覚症状：片麻痺，知覚症状，脳ヘルニア，意識障害はほとんどない。

(10) 膠原病

① 関節リウマチ

・定義－全身の関節・結合組織を侵す慢性の炎症性疾患

・疫学－20～40歳代の女性に多い。

・症状－**朝のこわばり**

関節変形（手指尺側偏位，スワンネック変形，ハンマー足指）

関節強直・破壊（環軸関節，手関節，膝関節などに起こる）

リウマトイド結節（皮下結節）

手根管症候群

血中リウマトイド因子陽性

間質性肺炎，肺線維症，胸膜炎

精選問題

問題28　突進歩行をきたすのはどれか

1．ギランバレー症候群
2．進行性筋ジストロフィー
3．閉塞性血栓血管炎
4．パーキンソン病

解説

1．ギランバレー症候群では鶏状歩行がみられる。
2．進行性筋ジストロフィーではアヒル歩行がみられる。
3．閉塞性血栓血管炎では間欠性跛行がみられる。
4．パーキンソン病では小歩症，すくみ足，突進歩行がみられる。

問題29　60歳の男性。心房細動があり突然に失語となった。最も考えられるのはどれか

1．脳塞栓　　2．くも膜下出血
3．ラクナ梗塞　　4．脳血栓

解説

心房細動は血栓・塞栓をきたすことがあり，本症例では心房細動により脳塞栓を発症し，失語症状が出現したと考えられる。

問題30　関節リウマチについて正しいのはどれか

1．男性に多い
2．好発年齢は60歳以上である
3．血中にリウマトイド因子が検出される
4．手指関節炎は稀である

解説

1．女性に多く発症する。
2．20〜40歳代に好発する。
4．手指の関節炎が多い。

〈解答〉

問題28－4．　問題29－1．　問題30－3．

第7章

外科学

出題傾向（以下の項目とポイントは特に重要です）

1．損　傷（熱傷における重症度の判定，深度）
4．ショック（ショックの種類と症状）
12，13．外　傷（重要臓器への損傷）

1. 損　傷

試験によく出る重要ポイント

(1) 熱傷

熱傷とは熱による体表（皮膚，粘膜）の損傷である。熱の物理的作用により皮膚，粘膜を構成する蛋白質が凝固し，組織は壊死に至る。

① 熱傷範囲の診断

- **9の法則**－身体の各部位の面積が体表面積の９％または２倍の18%と換算する方法である。
- **5の法則**－乳幼児は成人と比べて頭部が大きく下肢が小さいため，9の法則の代わりに５の法則を用いる。
- 手掌法－患者自身の片手の手掌の面積が体表面積の１％に当たるので，これをもとに概算する。熱傷が散在するときに便利な計算法である。

② 深度

- **Ⅰ度熱傷**－損傷は表皮膚に限局し，表皮基底細胞層は侵されない。充血，紅斑，疼痛などの局所炎症症状のみで，数日間で自然治癒する。日焼けもこれに含まれる。
- **Ⅱ度熱傷**－損傷は真皮層の中間までに及び，表皮層は完全に破壊される。皮膚の防御機能は破綻をきたし，体表から体液・熱の喪失，細菌の進入が起こる。深さにより浅達性と深達性に分けられる。強い疼痛と水疱形成が特徴的で，感染を合併しやすく，とくに深達性Ⅱ度熱傷では上皮の再生が遅れ，治癒は遅延し，ときに瘢痕形成がみられる。
- **Ⅲ度熱傷**－表皮，真皮を含む皮膚全層に及ぶ損傷で，ときに皮下脂肪層，筋肉，骨までに及び，表皮の知覚消失がみられる。受傷部位は凝固壊死となり，表皮再生は期待できないことが多く，植皮術が行われることが多い。
  やけどの重症度は深さと面積から判断される。
- **重症熱傷**－死亡の危険性のある熱傷はⅡ度熱傷とⅢ度熱傷の合計が体表面積の30%（小児・老人では20%）以上の熱傷，Ⅲ度熱傷では10%（小児・老人では５％）以上，顔面，会陰部，手足などのⅡ，Ⅲ度熱傷，特殊な熱傷（気道熱傷，電撃傷，科学的損傷），顔面，手指，足，会陰部の熱傷や化学的損傷は生命の危険性は少ないが，専門的な治療を行わないと瘢痕により美容上ならびに機能上の障害が残るため重度熱傷として扱う。

③ 治療

局所治療としては，創面の保護，浸出液のドレナージ，壊死組織の除去，感染の防止，表皮化の促進と創閉鎖の確立が原則である。

精選問題

問題1　熱傷について誤っているのはどれか

1．低温熱傷では深度が深い
2．Ⅲ度の熱傷では感覚は消失しない
3．広範囲の熱傷では感染を合併しやすい
4．気道熱傷では肺実質障害を伴わない

解説

1．低温熱傷は，熱傷の深度が深く，難治性となる。
2．Ⅲ度の熱傷では表皮の知覚消失がみられる。
3．広範囲の熱傷では感染が大きな問題となる。
4．気道熱傷で，熱傷が肺実質障害にまで及ぶことは少ない。

問題2　乳幼児熱傷の範囲診断で成人より全体表面積に対する割合が大きいのはどれか

1．頭頂部　　2．下腿部
3．臀部　　4．前腕部

解説

乳幼児は成人と比べて頭部が大きく下肢が小さいため，9の法則の代わりに5の法則を用いる。

問題3　熱傷の重症度判定に有用でないのはどれか

1．性別　　2．年齢
3．範囲　　4．深度

解説

性別は熱傷の重症度とは関係性がない。

〈解答〉

問題1－2．　問題2－1．　問題3－1．

2. 外科的感染症

試験によく出る重要ポイント

(1) 丹毒

皮膚や粘膜の表層の急性漿液性炎症である。創傷から侵入した**溶血性連鎖球菌**による場合が多い。

(2) 毛嚢炎

毛嚢（毛穴）に限局した急性の化膿性の炎症で，**ブドウ球菌**による場合がほとんどである。

(3) **蜂窩織炎**

疎性結合組織の中を拡大進行するびまん性急性化膿性炎症をいう。連鎖球菌，ブドウ球菌が原因となることが多い。症状としては，局所のびまん性腫脹，発赤，熱感，疼痛とともに悪寒・戦慄を伴う高熱がある。膿瘍との鑑別は波動が触れないことであるが，触診だけでは判定が難しい場合がある。間違って切開されることがあるが，膿の排出はほとんどない。治療は局所の冷湿布と化学療法である。四肢末梢の蜂窩織炎で血行障害を伴う場合は減張切開が行われる。

(4) 梅毒

梅毒トレポネーマによる特異的感染症，外科的には梅毒性大動脈瘤のほかはまれである。

(5) **破傷風**

破傷風菌の感染による。破傷風菌は古くぎ，木片，土壌に常在し，これらの刺創による閉鎖創に発症しやすい。

① 潜伏期－24時間～６日。短いものほど予後は不良である。

② 第１期－全身違和感，不安，不眠，発汗などの前駆症状の後に，創傷部付近の筋の硬直が起こり，顔面では開口障害があらわれる。

③ 第２期－開口障害，発語障害，嚥下障害，痙笑。破傷風様顔貌

などの症状とともに，38℃前後の発熱がある。この時期は通常数日から7日程度である。

④　第3期－症状の極期。全身の強直などの筋の硬直が主体。音や光の刺激で誘発される意識は清明である。

⑤　第4期－回復期

(6) ガス壊疽

嫌気性のガス壊疽菌による。一次性は**ウェルシュ菌，ノービー菌，セプチクス菌**によるもので，二次性は糖尿病や血管病変などに合併する。病源菌は，前期以外の嫌気性菌によるものをすべて含む。汚染，かつ挫滅され血行障害を伴う深い閉鎖創に発症しやすい。症状の発現は48時間以内が多い。局所は暗赤色から黒紫色となり，腫脹と疼痛が激しく，ガスを含む悪臭のある漿液性浸出液をみる。急速に全身感染を起こしやすく，外毒素による毒血症を呈する。

(7) 膿瘍

膿が限局性に貯留したものを膿瘍という。生体の既存の体空に膿が貯留したものを蓄膿という。原発性として，血腫や体内異物に細菌感染が起こった場合や，丹毒，蜂窩織炎，リンパ管炎，筋炎などが限局化した場合に，二次的に発症する。

精選問題

問題4　誤っている組み合わせはどれか

1．丹毒－溶血性連鎖球菌
2．毛嚢炎－黄色ブドウ球菌
3．梅毒－ウェルシュ菌
4．ガス壊疽－セラプチク菌

解説

3．梅毒は梅毒スピロヘータによって感染する。

問題5　蜂窩織炎について誤っている組み合わせはどれか

1．起因菌は嫌気性菌が多い
2．皮下組織に好発する
3．拍動性疼痛は起こらない
4．膿瘍は形成しない

解説

1．起因菌はブドウ球菌（好気性菌）が多い。

問題6　破傷風について誤っているのはどれか

1．潜伏期が短いほど予後は不良である
2．意識障害は起こらない
3．治療は汚染創の開放が重要である
4．病源菌は土壌に生息する好気性菌である

解説

4．病源菌となる破傷風菌は嫌気性菌である。

〈解答〉

問題4－3．　問題5－1．　問題6－4．

3. 腫　瘍

試験によく出る重要ポイント

腫瘍とは，会目的性のない自律性に増殖する細胞集団である。

(1) 腫瘍の分類

① 良性上皮性腫瘍
② 良性非上皮性腫瘍
③ 悪性上皮性腫瘍（癌腫）
④ 悪性非上皮性腫瘍（肉腫）
⑤ 混合腫瘍

(2) **良・悪性腫瘍の比較**

	良性腫瘍	悪性腫瘍
発育形式	膨張性	浸潤性
発育速度	遅い	速い
境界	明瞭	不明瞭
形態	整	不整
転移	なし	あり
再発	ほとんどない	多い
全身への影響	弱い	強い

(3) 検査

① 一般臨床検査
② 腫瘍マーカー
③ 単純 X 線検査
④ CT（コンピューター断層撮影）
⑤ 造影剤使用の X 線撮影
⑥ 超音波検査
⑦ 内視鏡
⑧ 細胞診
⑨ 生検
⑩ シンチグラフィ
⑪ MRI（磁気共鳴画像撮影）
⑫ PET（陽電子放射断層撮影検査）

(4) 治療

① 手術療法
② 放射線療法
③ 化学療法
④ 内分泌療法
⑤ 免疫療法
⑥ 温熱療法

精選問題

問題7　腫瘍について誤っているのはどれか２つ選べ

１．悪性腫瘍の術後再発は３年以内に起こることが多い
２．集学的治療とは手術を除いた治療法である
３．主病巣とは最初に発見された病巣である
４．肉腫は悪性腫瘍である

解説

２．集学的治療とは手術を中心に放射線療法，化学療法，免疫療法などを組み合わせたものである。
３．主病巣とは，原発となった腫瘍を示す。

問題8　腫瘍診断について誤っているのはどれか

１．超音波検査－甲状腺腫瘍
２．核医学検査－胃腫瘍
３．内視鏡検査－大腸腫瘍
４．バイオプシー（生検）－結腸腫瘍

解説

２．核医学検査では，かなり大きな胃腫瘍しか抽出できない。

問題9　良性腫瘍の主な治療法はどれか

１．化学治療
２．免疫療法
３．内分泌療法
４．手術療法

解説

良性腫瘍では，通常，手術療法しか行われない。

〈解答〉

問題7－2，3．　問題8－2．　問題9－4．

4. ショック

試験によく出る重要ポイント

(1) 循環血液量減少性ショック

循環血液量の異常は，循環血液量の減少と増加に細分される。循環血液量の減少は，従来，出血性ショックと呼ばれていたものであり，出血，脱水，熱傷などが当てはまる。出血の原因は，様々な外傷，手術操作による。脱水によるショックは，多量の下痢，嘔吐，飢餓，医原性要因における水分の不足など。

(2) 心原性ショック

心臓機能の低下は，心筋収縮力の低下と機械的障害があり，前者には心筋梗塞，心筋炎，心筋症が当てはまる。また，心外からの圧迫として心タンポナーデ，緊張性気胸がある。後者には各種弁膜疾患による心不全が当てはまり，また，解剖学的異常として心奇形がある。

(3) 血液分布異常性ショック

血液分布異常性ショックとは，末梢血管抵抗が減少した状態，すなわち，末梢血管が拡張し，相対的に血液量が減少し，太い血管には血液が貯留するが，末梢毛細血管まで十分に血液が行きわたらない状態を示す。原因としては，細菌感染による敗血症，もしくは細菌毒素の血中移行，過剰な炎症生体反応，アナフィラキシーショック，中枢神経系の機能不全，薬物中毒があげられる。

精選問題

問題10　ショックで正しいのはどれか

1．神経原性ショックでは末梢血管が収縮する
2．出血性ショックでは血中カテコールアミンが低下する
3．心原性ショックでは中心静脈圧が低下する
4．血液分布異常性ショックにはアナフィラキシーショックが含まれる

解説

1．神経原性ショックは血管の拡張によって循環血液量が低下し，血圧が低下する。
2．血圧が下がるとカテコールアミンは増加する。
3．心原性ショックでは心機能が低下し，血液の駆出量が低下する。そのため，心臓に戻る前の血液が貯留し中心静脈圧は高まる。

問題11　ＣＴ施行中，造影剤を注入したところ，収縮期血圧80ｍｍＨｇ以下となり意識混濁を生じた。考えられるのはどれか

1．心原性ショック
2．敗血症性ショック
3．アナフィラキシーショック
4．出血性ショック

解説

造影剤注入後にショックを生じているので，薬物性ショックが考えられる。

〈解答〉

問題10－４．　問題11－３．

5. 麻　酔

試験によく出る重要ポイント

(1) 全身麻酔法

全身麻酔薬が血流に乗り大脳や脊髄に作用し，なおかつ延髄の呼吸・循環の調整作用に影響を及ぼさないように麻酔の深度を調節し，意識の消失，疼痛の除去，運動や反射の抑制を行う。

① **吸入麻酔薬**－循環式麻酔回路で，吸入麻酔薬を酸素を含んだ吸入器とともに肺胞へ送り，これを肺胞毛細血管から血中に移行させ，中枢神経系に運ばれ，脳組織に吸収されて全身的な麻酔効果を得ることができる。

② **静脈麻酔薬**－静脈内に麻酔薬を投与し，全身に麻酔効果をきたす。超短時間作用型のバルビツレートやベンゾジアゼピン，ケタミン，プロポフォールなどを静脈内に注入して行う。吸入麻酔での全身麻酔時にも気道確保や気管挿管を行う際の麻酔導入時に行われる。

(2) 局所麻酔法

① **表面麻酔**－貼布（ちょうふ），塗布，滴下，噴霧などの方法がある。

② **浸潤麻酔**－組織内に直接，局所麻酔薬を注射・浸潤させる方法。外傷時の縫合，皮下・皮内の小腫瘤摘出，各種穿刺術などの際に用いられる。キシロカインは作用時間が早く組織浸潤性が高い。

③ **伝達麻酔**－脊髄くも膜下麻酔と硬膜外麻酔がある。両麻酔とも背部から脊髄に向かい穿刺を行うが，その薬液の注入部位の違いが重要である。

精選問題

問題12　全身麻酔の前投薬で誤っているのはどれか

1．抗不安薬
2．鎮痛薬
3．昇圧薬
4．鎮静薬

解説

麻酔の前投薬の目的は①不安除去，催眠，鎮静，②鎮痛，③唾液・気道分泌の抑制，④胃内容の誤嚥防止である。

問題13　誤っているのはどれか

1．腰椎麻酔は局所麻酔である
2．静脈麻酔は局所麻酔である
3．脊椎麻酔は胸部の手術に適している
4．浸潤麻酔は感染部位では禁忌である

解説

3．脊椎麻酔はくも膜下腔に局所麻酔薬を注入し，脊髄より分布する神経を麻酔する方法である。腰椎で行われることが多く，下腹部・下肢の手術時の麻酔として行われる。

〈解答〉

問題12－3．　問題13－3．

6. 出血と止血

試験によく出る重要ポイント

(1)出血場所による分類

① **外出血**－血液が体外に流出する出血で，体表の創傷（開放性損傷）以外に鼻出血，耳出血，喀血，吐血，下血，血尿，性器出血などがある。

② **内出血**－体腔，臓器内，組織内に起きる出血で，皮内，皮下，筋肉内，頭蓋内，腹腔内，消化管内，関節内などに起こる。

(2)出血血管による分類

①**動脈性出血**　②**静脈性出血**　③毛細血管性出血　④実質性出血

出血原因による分類

①**外傷性出血**　②**症候性出血**（外傷以外の原因による出血で局所性と全身性がある）

出血期間による分類

①**急性出血**　②**慢性出血**

(3)止血

① 一時止血－血管が損傷されると，血管の収縮反応とともに出血を防ぐため血流中の血小板が集まり，損傷血管の内膜に血小板が粘着し，凝集塊を形成する。損傷部位がこの凝集塊でふさがれることで不完全ながら止血ができる。

② 二次止血－血液凝固因子が活性化され，最後にフィブリノゲンが不溶性のフィブリンに変化し，丈夫で安定したフィブリン血栓が出来上がる。

(4)外出血

① 喀血－気管・気管支・肺から出た血液を喀出する状態。気管支拡張症，肺結核，肺癌，気管支炎などが原因のことが多い。

② 吐血－上部消化管出血に伴う出血性の嘔吐。上部消化管出血の原因としては急性胃粘膜病変，胃十二指腸潰瘍，食道静脈瘤破裂などが多い。

③　下血－消化管出血の肛門排泄をいう。下部消化管出血の原因のほとんどは大腸由来で，大腸癌，痔・裂肛，潰瘍性大腸炎，大腸ポリープなどが多い。下血は，黒色，暗紫色，赤色等を呈するが，上部消化管出血による下血の場合は，コールタール様でタール便と表現される。

(5) 内出血

①　**胸腔内出血（血胸）**－胸腔内に血液が貯留した状態を血胸という。外傷性では血管損傷や肺実質損傷，気管気管支損傷，心臓損傷，横隔膜損傷があり，非外傷性では胸部大動脈破裂，自然血気胸，肺癌，転移性腫瘍などがある。

②　**腹腔内出血**－腹腔内に血液が貯留する病態であり，外傷性と非外傷性のものがある。

外傷性では，鈍的腹部外力により実質臓器，腹部大動脈，腸間膜動脈などの血管が障害される。非外傷性では，腹部血管病変，肝癌などの腫瘍性病変などによる実質臓器の破裂，婦人科疾患などで起きる。

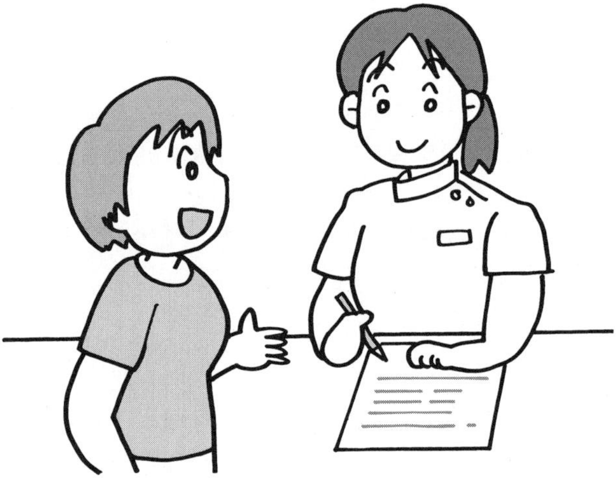

精選問題

問題14　誤っているのはどれか

1．下部消化管からの出血はタール様である
2．血液の全成分が血管外に流出することを出血という
3．全血液の20～25%以上の急性出血でショックを起こす
4．胃潰瘍では多量の吐血がみられる

解説 ……………………………………………………………………

1．上部消化管出血による下血の場合にタール便がみられる。

問題15　内出血はどれか

1．開放性出血
2．吐血
3．血胸
4．下血

解説 ……………………………………………………………………

3．血胸は胸腔内に血液が貯留した状態をいい，多くは外傷によって起こる。

問題16　正しい組み合わせはどれか。2つ選べ

1．肺癌－下血
2．胃潰瘍－吐血
3．腎腫瘍－血尿
4．内痔核－タール便

解説 ……………………………………………………………………

1．下血は消化管出血の肛門排泄をいい，肺癌では起こらない。
2．胃十二指腸潰瘍は吐血の原因の一つである。
3．血尿の約70%は腎・尿路の腫瘍，結石，炎症，外傷，血管奇形，放射性膀胱炎など泌尿器科疾患が原因である。
4．痔核ではタール便はみられない。

〈解答〉

問題14－1．　問題15－3．　問題16－2，3．

7. 輸血・輸液

試験によく出る重要ポイント

(1) 輸血の実際

交差適合試験－血液型（ABO 式血液型）が同じである患者の血液と輸血製剤との適合性判定のため，両者の赤血球と血清の間の抗原抗体反応の有無を調べる検査法である。

(2) 輸血の種類

① 全血輸血　② 赤血球輸血
③ 血小板輸血　④ 顆粒球輸血
⑤ 血漿輸血　⑥ 交換輸血
⑦ 血漿交換

(3) 輸血の副作用

① 不適合輸血　② 発熱
③ アレルギー　④ 感染
⑤ 輸血後移植片対 宿主病（ゆけつごいしょくへんついしゅくしゅびょう）　⑥ 循環障害

(4) 輸液

一定量（少なくとも100 ml 以上）の輸液薬を血管内に投与すること。

(5) 目的

① 水分・電解質バランスの是正ならびに維持
② 膠質浸透圧（こうしつしんとうあつ）の是正ならびに維持
③ 酸塩基平衡（さんえんきへいこう）異常の調整　④ 栄養成分の補給
⑤ 血液成分の補給

(6) 輸液薬の種類

① 糖液　② 生理食塩液
③ 電解質液　④ 電解質補正液
⑤ 血漿製剤　⑥ 高浸透圧利尿薬
⑦ 高カロリー輸液薬

精選問題

問題17　輸血の副作用で誤っているのはどれか

1．発熱
2．高血糖
3．アレルギー反応
4．ウィルス感染

解説

2．輸血によって高血糖となることはない。

問題18　経静脈的高カロリー輸液について正しいのはどれか

1．蛋白質の補給には主として血漿を用いる
2．消化管の術後で長期間経口摂取できないときに行う
3．輸液はまず50%糖液から始める
4．末梢静脈から注入する

解説

1．蛋白質の補給には血漿が必要だが，高カロリー輸液では蛋白質の補給を目的としない。
2．経口摂取不能は高カロリー輸液の適応となる。
3．輸液は糖質の少ない輸液から行う。
4．中心静脈にカテーテルを留置して投与する。

〈解答〉

問題17－2．　問題18－2．

8. 消毒・滅菌

試験によく出る重要ポイント

(1) **主な消毒薬**

① アルコール－皮膚損傷や粘膜には刺激性が強く使用できない

② クロルヘキジン（ヒビデン液等）

③ ボビドンヨード（イソジン等）

④ グルタラール－揮発しやすく，粘膜に対する刺激性が強い。内視鏡やさまざまな医療機器に対して用いられる。

⑤ フタラール－刺激性が少なく，内視鏡やさまざまな医療機器に用いられる。

⑥ 過酢酸－揮発性，刺激性は少なく，医療機器に用いられる。ただし臭気が強い。

⑦ 次亜塩素酸ソーダ－速効性がある。皮膚や粘膜には用いない。金属腐食性がある。

(2) 滅菌

① 高圧蒸気滅菌－オートクレーブ装置を用いて，金属・ガラス・線維・紙などの耐熱性のあるものの消毒に用いる。

② 酸化エチレンガス滅菌－酸化エチレンによる作用で滅菌する。熱に弱い素材も滅菌可能である。安価であるが，発癌性を有するとされている。

③ 過酸化水素ガスプラズマ滅菌－過酸化水素とそのプラズマ放電によって生じた活性基によって微生物を殺菌する。

④ 放射線滅菌－ガンマ線，放射線による滅菌で，主に産業用滅菌としてディスポーザブル製品に用いられる。装置は高額である。

精選問題

問題19　消毒で誤っているのはどれか

1．消毒薬中でも微生物は繁殖する
2．アルコールは粘膜の消毒に用いない
3．ポビドンヨードは皮膚消毒に用いる
4．高圧蒸気滅菌は医療用に用いない

解説

1．消毒薬中でもある種の微生物は繁殖する。
2．アルコールは粘膜刺激性があるため粘膜の消毒には用いない。
3．ポビドンヨードは皮膚消毒に有効である。
4．高圧蒸気滅菌は熱に強い医療材料の滅菌に用いられる。

問題20　手指創傷の消毒法で使用されるのはどれか。２つ選べ

1．ポビドンヨード
2．クロルヘキシジン（ヒビテン液）
3．エチレンオキサイド
4．グルタラール

解説

3．エチレンオキサイドは刺激性が強く，気体なので生体，創傷には使用できない。
4．グルタラールは刺激が強く生体には使用できない。

〈解答〉

問題19－4．問題20－１，２．

9. 手　術

試験によく出る重要ポイント

(1)手術時期からみた分類

① 緊急手術　② 早期手術　③ 晩期手術

(2)手術侵襲度からみた分類

① 大手術（主要器官を手術対象）

② 小手術（比較的手術侵襲度が軽度の外科的手術）

(3)手術の根治性からみた分類

① 根治的手術（完全治癒が目的）

② 姑息的手術（症状の軽減，苦痛の緩和，延命を目的）

(4)**各種手術法**

① 皮膚切開法（すべての手術に必要な基本手技）

② 切開術（膿瘍など）

③ 切除術（臓器や組織の一部を切り取る）

④ 摘出術（病巣全体を切り取る）

⑤ 切断術（身体の一部を切り落とす）

⑥ 穿刺術（診断，治療の両面で広く行われている）

⑦ 縫合法（組織の縫合や止血）

⑧ 止血術（出血・凝固系の正常化，局所的な止血）

精選問題

問題21　境界明瞭な２㎝大の充実性皮下腫瘤に対する根治的な治療法はどれか

１．摘出術　　２．切開術　　３．切断術　　４．穿刺術

解説

１．境界明瞭な充実性腫瘤に対する根治的な治療は摘出術である。

10. 移　植

試験によく出る重要ポイント

(1) 自家移植
同一個体内の移植

(2) 同系移植
組織適合性抗原がすべて同一である 2 個体間での移植

(3) 同種移植
同一種に属する個体間での移植

(4) 異種移植
種の異なる個体間での移植

精選問題

問題22　同種移植で正しいのはどれか

1．同一個体内
2．一卵性双生児間
3．ヒト対ヒト
4．ヒト対チンパンジー

解説

1．自家移植である。
2．同系移植である。
3．同種移植である。
4．異種移植である。

〈解答〉

問題21－1．　問題22－３．

11. 意識障害

試験によく出る重要ポイント

急性期の意識障害を客観的に評価するものとして，ジャパン・コーマスケール（3－3－9方式）などがある。

(1)意識スケール（**ジャパン・コーマスケール**）

Ⅰ．刺激しないでも覚醒している状態

0．清明である

1．だいたい清明であるが，今ひとつはっきりしない

2．見当識障害がある　　3．自分の名前，生年月日がいえない

Ⅱ．刺激で覚醒するが，刺激をやめると眠り込む状態

10．普通の呼びかけで容易に開眼する

20．大きな声または体を揺さぶることにより開眼する

30．痛み刺激を加えつつ呼びかけを繰り返すことにより開眼する

Ⅲ．刺激しても覚醒しない状態

100．痛み刺激に対し，払いのける動作をする

200．痛み刺激に対し，少し手足を動かしたり，顔をしかめる

300．痛み刺激に反応しない

精選問題

問題23　痛みに対する反応でジャパン・コーマスケール100はどれか

1．開眼する　　2．払いのける動作をする

3．手足を少し動かす　　4．反応しない

解説

1．開眼は30である。

2．払いのける動作は100である。

3．手足を少し動かすのは200である。

4．反応しないのは300である。

〈解答〉

問題23－2．

12. 頭部外傷

試験によく出る重要ポイント

(1) 骨折

① 頭蓋骨骨折－頭蓋骨は頭蓋冠，頭蓋底に分けられ，骨折の種類には，線状骨折，陥没骨折，穿孔骨折，粉砕骨折，縫合離解などがある。

② 線状骨折－頭蓋骨に線状のひびが入った状態。

③ 陥没骨折－骨折片が頭蓋内に落ち込み骨が凹んだ状態。

④ 頭蓋底骨折－一般に重症の頭部外傷に伴うことが多い。

(2) 頭蓋内出血

① 急性硬膜外血腫－多くの場合は頭蓋骨骨折に伴って硬膜動脈，静脈洞の損傷からの出血によって頭蓋骨と硬膜との間に生ずる血腫。

② 急性硬膜下血腫－硬膜下にある架橋静脈や静脈洞の破綻によって，硬膜とくも膜のあいだに生ずる血腫。

③ 慢性硬膜下血腫－膿と硬膜とを繋ぐ架橋静脈の破綻などにより，硬膜下に髄液などと混ざった血性貯留液が徐々に被膜を形成しつつ血腫として成長するとされている。

(3) 脳挫傷

外力によって慣性を付けたやわらかい脳が固い頭蓋骨にぶつかると，頭部に加えられた衝撃は打撃部位直下に陽圧，打撃と反対側の部位に陰圧を生じ，外傷を受けた側の脳が局所的に傷害を受ける一方で，外傷とは反対側の脳表面にも傷害を受ける。このような種々の外力が脳実質に加わることにより，脳損傷をきたして起こる脳実質の挫滅，小出血，続発する浮腫を脳挫傷という。

(4) 脳震盪

頭部の急激な衝撃による脳細胞の損傷で，一時的な神経症状を伴う。

精選問題

問題24　72歳の男性。2週間前から軽度の頭痛が生じ，言葉がもつれるようになった。数日前からは足ももつれるようになり，歩けなくなった。2か月前に自転車で転倒し，頭部を打撲したが，その時のCT検査では異常を認めなかった。考えられるのはどれか

1．頭蓋底骨折
2．慢性硬膜下血腫
3．脳挫傷
4．急性硬膜外血腫

解説

受傷直後のCT検査で異常がなかったことから，1，3，4は否定できる。

受傷後しばらくたってから症状が出ていることから，慢性硬膜下血腫が一番考えられる。

〈解答〉

問題24－2．

13. その他の外傷

試験によく出る重要ポイント

(1) 胸部外傷

① 肋骨骨折－交通事故（ハンドル外傷），墜落事故で多い。外力が作用した部分が直接骨折するものと，外力でたわむ部分の骨折とがある。第４～９肋骨が一番骨折が多い。第10～12肋骨は一端が固定されていないために骨折は少ない。２本以上肋骨骨折では胸壁動揺となり，呼吸困難が強い。保存的治療でほとんど治癒する。絆創膏固定と弾性包帯固定が有効である。

(2) 肺・気管支損傷

① 穿通性(せんつうせい)損傷－刺創，切創，銃創など胸壁を通して肺，気管支に外傷が及んだものを穿通性損傷という。外開放性損傷では肺虚脱(はいきょだつ)が著明で縦隔動揺(じゅうかくどうよう)も起こり，呼吸困難が著明となる。

② 非穿通性損傷－胸部鈍的外傷時，特にハンドル外傷で起きる。気管・気管支損傷は気管分岐部付近に起きやすい。

(3) 腹部外傷

腹部外傷は発症機転から鈍的外傷と鋭的外傷に分類される。わが国では多くは鈍的外傷で，そのほとんどが交通事故である。その病態は肝臓・脾臓・腎臓などの実質的臓器損傷や，腸間膜血管損傷による出血と管腔(かんこう)臓器・膵損傷による腹膜炎である。

精選問題

問題25　交通外傷による胸部鈍的損傷で誤っているのはどれか

1．ハンドルによる上腹部打撲で消化管損傷が生じる
2．肋骨骨折を伴う場合には膵損傷が多い
3．シートベルトによる皮膚圧痕にも処置は必要である
4．後腹壁打撲により腎損傷が生じる

解説

2．肋骨骨折で膵損傷は起こりにくい。
3．シートベルト外傷には膵損傷が疑われる。

問題26　腹部臓器損傷について誤っているのはどれか

1．下部腸管穿孔では腹鳴が亢進する
2．肝破裂では腹部腫瘤を認めない
3．脾損傷では出血性ショックが起こる
4．腎損傷では血尿を認める

解説

1．消化管損傷では腹膜炎が起こり，腹鳴は低下する。
2．肝破裂では腹部が出血のため膨隆するが，腫瘤は触れない。
3．脾損傷では腹腔内出血が起こり，ショックとなる。
4．腎損傷では血尿がある。

〈解答〉

問題25－2．　問題26－1．

第8章

整形外科学

出題傾向（以下の項目とポイントは特に重要です）

3．全身性の骨軟骨疾患（外見的特徴）
6．非感染症疾患（関節リウマチ）
7．神経疾患・筋疾患（疾患名）
8．腫　瘍
9．スポーツ外傷
10．骨端症
11．体幹の疾患
12．上肢の疾患
13．下肢の疾患

1. 画像診断

試験によく出る重要ポイント

(1)X 線

X 線写真を撮る目的は，陰影画像の濃淡から局所の病態を解剖学的に確認することと，陰影を生じる病理変化を推定することにある。

(2)CT

CT は X 線による断層撮影で脊柱管の広さ，形，後縦靭帯や黄色靭帯骨の有無，腫瘍性骨病変の水平面での拡がりなどを知るにはきわめて有効である。

(3)MR

生体に変動磁場を作用させ，生体組織を構成する物質の水素原子核の共鳴する状態を画像に表示したもの。骨壊死，関節炎，軟骨・靭帯損傷，腱断裂，骨・軟部腫瘍など広範囲な疾患の診断に極めて有効である。

(4)関節造影法

関節腔の形状，拡がりを明らかにして，関節包や靭帯の断裂，滑膜増殖，関節面の適合性などを知る検査として価値が高い。

(5)RI シンチグラフィー

全身性の骨代謝疾患，骨膜炎，疲労骨折，骨腫瘍の拡がり，骨壊死の早期予測，悪性腫瘍の転移の有無などを知る目的で行われる。

(6)超音波診断法

超音波で組織の断層像を得る方法であり，軟部組織，腹部内臓などには有効である。

(7)筋電図

針筋電図と誘発筋電図があり，いずれの場合も筋の活動電位を記録し，そのパターンにより運動障害が筋原性か神経原性か区分できる。

精選問題

問題１　画像診断法で正しいのはどれか

１．超音波検査－骨破壊の状態把握
２．CT－ガングリオンの診断
３．MRI－骨壊死の診断
４．関節造影－炎症と悪性腫瘍との鑑別

解説

１．骨破壊の状態把握には CT が有効である。
２．ガングリオンの診断には超音波検査が有効である。
３．MRI では骨の構造変化が生じる前に骨髄の虚血性病変を抽出でき，骨壊死の早期診断に役立つ。
４．関節造影では炎症と悪性腫瘍の判別はできない。

〈解答〉

問題１－３．

2. 治療法

試験によく出る重要ポイント

(1)保存療法

① 牽引療法

・直達牽引（ちょくだつけんいん）－直接骨に長期間牽引力を働かせる方法である。適応としては，各長管骨骨折（ちょうかんこつこっせつ）や外傷性脱臼の整復や関節炎のときに起こる拘縮の除去や局所の免荷や除圧などを図るのに利用する。**キルシュナー鋼線（こうせんけんいん）牽引，クラッチフィールド牽引，ハローベルビック牽引**などがある。

・介達牽引（かいだつけんいん）－包帯，絆創膏（ばんそうこう），スポンジゴムと弾力包帯を用いたもの（スピードトラック）がある。その他，Thomasの下肢副子，特殊な腰椎帯やグリソンの吊革などを用いた頚椎牽引がある。
これらは直達牽引に比較して牽引力が弱く，皮膚や神経が圧迫されたり皮膚炎や水疱を形成したりする。したがって，短期間あるいはそれほど強い牽引力を要しない場合に行う。小児の上腕骨顆上骨折，大腿骨骨折，先天性股関節脱臼や股関節炎などの拘縮に行われる。

② 固定法

ギプス包帯の種類

・有窓（ゆうそう）ギプス包帯－圧迫部位や損傷部位に窓穴を開け創を治療するもの
・歩行ギプス包帯－下腿果部骨折，踵骨骨折でゴム製の踵をつけてギプス包帯のまま歩行させる。
・免荷ギプス包帯－ギプス包帯に鐙をつけて，これで起立歩行させて支持面にギプス包帯を接着させて，それより下部を免荷させる。
・架橋ギプス包帯－架橋のごとく鋼鉄棒で上下のギプス間を連結して同時に骨折の固定を続ける。
・ギプス副子－ギプス巻軸を一定の長さと幅にして折り重ねて患肢にあてて硬化させたもの（ギプスシーネ）。または，ギプス包帯が硬化した後に半切して作ることもある（ギプスシャーレ）。

・ギプス床－固定しようとする脊椎の彎曲に応じ適当な厚さと幅で硬化させて作成する。
・逐次（ちくじ）ギプス固定法－これには関節拘縮を除去する締め木ギプス包帯などがある。

ギプス包帯の利点

・操作が簡単である。
・十分な固定が得られる。

ギプス包帯の欠点

・皮膚炎や褥瘡を生ずる。
・圧迫障害で神経麻痺を生じやすい。
・体幹ギプス包帯で嘔吐などの体幹ギプス症候群が起こる。

精選問題

問題２　牽引療法で誤っているものの組み合わせはどれか

a．スポンジ牽引は直達牽引である
b．クラッチフィールド牽引は腰椎脱臼に用いる
c．絆創膏牽引は接触性皮膚炎を生じやすい
d．直達牽引療法は骨に直接牽引力を働かせる

１．a. b　　２．a. d　　３．b. c　　４．c. d

解説

a．スポンジ牽引は介達牽引である。
b．クラッチフィールド牽引は頚椎脱臼に用いる。
c．絆創膏牽引では接触性皮膚炎を生じやすい。
d．直達牽引では骨に直接牽引力が働く。

問題３　直達牽引なのはどれか

１．絆創膏牽引
２．グリソン牽引
３．キルシュナー鋼線牽引
４．スポンジ牽引

解説

直達牽引には，キルシュナー鋼線牽引，クラッチフィールド牽引，ハローベルビック牽引などがある。

問題４　ギプス固定の欠点でないのはどれか

１．皮膚炎を生じやすい
２．操作が複雑である
３．圧迫障害で神経麻痺を生じやすい
４．体幹ギプス症候群が起こる

解説

ギプス固定の利点として操作が簡単で，十分な固定が行える事があげられる。

〈解答〉

問題２－４．　問題３－３．　問題４－２．

3. 全身性の骨軟骨疾患

試験によく出る重要ポイント

骨系統疾患とは，先天性に生じる全身性の骨の形成異常である。

(1) 軟骨無形成症－四肢短縮型低身長を呈する最も多い骨系統疾患である。症状は大頭，前額（ぜんがく）部突出，腹部膨隆，外反肘，肘伸展不全，短く太い手指，O 脚，胸腰椎移行部の亀背などを伴う。

(2) モルキオ症候群－知的症状を伴わない体幹短縮型小人症である。症状は体幹が短く，四肢が長い低身長で，胸骨突出，鳩胸，胸椎後彎，歩容異常，外反肘などを伴う。

(3) 下垂体小人症－下垂体前葉からの成長ホルモンの分泌低下によりすべての骨端成長軟骨の成長遅延を生ずる。

(4) マルファン症候群－高身長，くも指，水晶体脱臼，大動脈瘤，心臓弁閉鎖不全を主徴とする全身結合組織異常症である。

(5) くる病，骨軟化症－くる病は成長期の骨格に起こり，骨軟化症は成長が完了した骨格に起こる同じ病変をいう。骨の基質にリン酸カルシウムの結晶であるハイドロキシアパタイトが十分に沈着しないため，骨端軟骨で予備石灰化層が起こらず，軟骨組織が不規則に増殖し膨隆する。症状は肋骨で骨軟骨結合部の拡大，脊椎は後彎，後側彎，長管骨では骨端部の膨大，下肢で O 脚ときに X 脚のような変形を示す。胸部の横隔膜付着部が陥没したのを Harrison 溝と呼び，胸骨が内方に陥没したのが漏斗胸（ろうとむね）で，いずれも骨の軟化により起こったものである。原因としては，ビタミン D の活性型欠乏による場合や腎細尿管性疾患による場合など様々である。

(6) 骨粗鬆症－骨粗鬆症は「骨量の減少，骨の微細構造の劣化，骨折頻度の増加を来す全身性の骨疾患」である。原発性骨粗鬆症を基盤として胸椎・腰椎圧迫骨折，大腿骨頸部骨折，橈骨遠位端骨折が起こりやすい。症状は腰背部の重感，易疲労性，さらには腰背痛を訴える。わずかな外力でも容易に椎体の圧迫骨折を生じ，その数が多くなれば脊柱の後彎が起こり，身長は短縮する。管状骨では老人の大腿骨頸部骨折が起こりやすい。特に加齢につれて女性にこのような病的骨折の発症頻度が多い。

精選問題

問題５　体幹短縮型小人症を特徴とするのはどれか

１．マルファン症候群　　２．モルキオ症候群
３．軟骨無形成症　　４．下垂体性小人症

解説

１．マルファン症候群は手足が細く長く高身長を示す疾患である。
２．モルキオ症候群は四肢に対して体幹が短い体幹短縮型小人症である。
３．軟骨無形成症は体幹に対し四肢が短い四肢近位部短縮型小人症である。
４．下垂体性小人症は体幹と四肢の障害の程度が等しい小人症で，均衡型である。

問題６　くる病の所見で正しいのはどれか

１．骨端融解　　２．脊椎前彎
３．骨幹端縮小　　４．長管骨彎曲

解説

くる病の症状として，骨幹端拡大，脊椎後側彎，長管骨彎曲などが起こる。

問題７　骨粗鬆症と関連するのはどれか

１．中足骨骨折　　２．腰椎圧迫骨折
３．踵骨骨折　　４．上腕骨骨幹部骨折

解説

骨粗鬆症では，脊椎圧迫骨折，橈骨遠位端骨折，大腿骨頸部骨折が起こりやすい。

〈解答〉

問題５－２．　問題６－４．　問題７－２．

4. 小児の骨折

試験によく出る重要ポイント

(1) 小児骨折の特徴

小児骨折の特徴は，成人に比べて

① 骨折の頻度が高い
② 骨膜は厚く骨形成が旺盛
③ 骨癒合が早い
④ 診断上の特殊性
⑤ 旺盛な自家矯正能
⑥ 成人と異なった合併症
⑦ 成人と異なった治療法
⑧ 靭帯損傷，脱臼は稀
⑨ 出血に対する抵抗性が低い

などの特徴がある。

(2) 骨端軟骨板（こったんなんこつばん）損傷

損傷程度の判別にはソルターハリスの分類が広く用いられており，

type Ⅰ：骨端軟骨板の完全な分離
type Ⅱ：最も頻度が高く，骨端軟骨板の分離に骨幹端の三角骨片をともなう
type Ⅲ：骨端軟骨板の分離に骨端の骨片をともない，関節内に骨折線が及ぶ
type Ⅳ：関節面から骨端軟骨板を越えて骨幹端部にいたる縦に走る骨折
type Ⅴ：長軸方向の外力によって骨端軟骨板が圧挫された型の損傷

(3) 若木骨折

小児の骨折は骨膜が厚く弾性に富むので，不全骨折となることが多い。あたかも若木を折り曲げたときのように，骨折線が完全に骨を横断しない骨折を若木骨折という。

(4) **自家矯正**

小児の骨折のある種の変形は

①骨折部における再造形は旺盛であり，②骨端軟骨板における矯正も加わって全体の骨の形は自家矯正されうる。

年少児ほど再造形の能力は旺盛で成長に伴って次第に低下する。また，骨幹部に比べると骨幹端部の再造形能力は大きい。回旋に対しては自家矯正力ほとんどないが，屈曲変形は最もよく矯正される。

精選問題

問題8　小児の骨折で誤っているのはどれか

a．骨端損傷では，ソルターハリスのⅡ型が最も多い
b．回旋変形は自家矯正される
c．屈曲変形は自家矯正されない
d．若木骨折が多い
1．a. b　2．a. d　3．b. c　4．c. d

解説

a．骨端損傷ではソルターハリスのⅡ型が最も多い。
b．回旋変形は自家矯正されない。
c．屈曲変形は自家矯正される。
d．小児の骨折では若木骨折が多い。

問題9　5歳児の長管骨骨幹部骨折で誤っているのはどれか

1．短縮変形は永続する
2．回旋変形は自然矯正されない
3．側方転位は自然矯正される
4．屈曲変形は自然矯正される

解説

1．短縮変形は自家矯正される。
2．回旋変形は自家矯正されない。
3．側方転位は自家矯正される。
4．屈曲変形は自家矯正される。

〈解答〉

問題8－3.　問題9－1.

5. 感染性疾患

試験によく出る重要ポイント

(1) 骨髄炎

骨組織の感染症を意味する。

① 急性化膿性骨髄炎－骨幹端部に生じた膿瘍は骨髄腔で拡がり，ハバース管やフォルクマン管を通り骨皮質を破壊し骨膜下に膿瘍を形成する。骨膜下膿瘍が骨膜を穿孔すると，膿は筋間に溢れ，やがて皮膚に達し外界に破れ出る。これら感染症の炎症によって骨は破壊され，壊死に至る。症状は発熱，全身倦怠感，局所の疼痛，熱感，発赤，腫脹がある。

② 慢性化膿性骨髄炎－化膿性骨髄炎は慢性化しやすく，いったん慢性化すると長年にわたり憎悪と緩解を繰り返す。その特徴は腐骨（ふこつ）の形成と感染性肉芽や細菌，瘻孔（ろうこう）の形成である。

合併症として(a)脚長差と変形，(b)瘻孔，(c)皮膚癌，(d)関節拘縮と強直，(e)病的骨折，(f)アミロイドーシスがある。

③ 慢性骨髄炎の特殊型

・ブローディ骨膿瘍

・ガレー硬化性骨髄炎

(2) 骨関節結核

肺などの身体の他の感染巣から二次的に感染する場合が多い。脊椎に最も多く，次いで股関節，膝関節の順である。

(3) 結核性脊椎炎

胸椎・腰椎に多発し，初期には運動痛，局所圧痛および反射性筋緊張による脊椎の不とう性が認められる。小児の場合，骨破壊が進行すれば，亀背，冷膿瘍，脊髄麻痺が認められる。成人に発症した場合は著明な亀背形成は起こらない。

精選問題

問題10　結核性脊椎炎で正しいのはどれか

1．安静時痛がある
2．脊髄麻痺が起こる
3．股関節が最も多く発症する
4．小児では亀背は起こらない

解説

1．安静時に疼痛は生じない。
2．脊髄の圧迫により脊髄麻痺が生じる。
3．脊椎に最も多く発症する。
4．小児の場合亀背が認められる。

問題11　70歳の女性、３年前から整形外科に通院し右変形性膝関節症で断続的にヒアルロン酸製剤の関節内注射を受けている。昨日から右膝に強い疼痛が出現し歩行困難になった。理学所見では右膝の腫脹、熱感および膝蓋跳動を認めたが、その他の関節に異常はなかった、体温37.5度、可能性の高い疾患はどれか

1．化膿性関節炎
2．痛風
3．突発性骨壊死
4．関節リウマチ

解説

熱感が症状で出現しており、関節内注射が原因の化膿性関節炎の可能性が高い。その他の疾患では熱感は起こらない。

〈解答〉

問題10－２．　問題11－１．

6. 非感染性疾患

試験によく出る重要ポイント

(1) **慢性関節リウマチ**

多発性の関節痛と関節腫脹を主症状とする原因不明の破壊性，進行性の炎症性関節疾患である。**20〜50歳代に多い**が，最近高齢で初発する患者も散見される。**女性患者は男性の約5倍である。**

関節症候

① **朝のこわばり**
② 部位：手のPIPあるいはMCP関節，手関節，足指などに症状が初発することが多い。特徴として両側性，左右対称に病変が発生する。
③ 疼痛：多関節の自発痛と運動痛がある。
④ 腫脹：滑膜の増殖，関節包の肥厚にもとづく関節腫脹が認められる。
⑤ 関節動揺性
⑥ 関節可動域制限
⑦ **変形**：手指では，MCP関節で指が尺側に傾く尺側偏位，PIP関節が過伸展しDIP関節が屈曲したスワンネック変形，PIP関節が屈曲しDIP関節が過伸展したボタン穴変形，足趾では開張足，外反母趾，槌趾などの変形が出現する。
⑧ 握力低下などが起こる。

関節外症候は，

① 発熱　② 腱鞘炎
③ **リウマトイド結節**　④ 貧血
⑤ アミロイドーシス　⑥ 眼や口腔の乾燥
⑦ 胸膜炎や肺線維症　⑧ 神経症状
⑨ 脾腫　⑩ リンパ浮腫
⑪ 四肢麻痺　⑫ 骨粗鬆症

などがある。

検査－血液検査では赤沈値が亢進，CRP 値が上昇，リウマトイド因子陽性，関節液は淡黄緑色で，やや混濁し，粘度が著しく低下する。

治療－①生活指導　②薬物療法（非ステロイド剤系抗炎症薬投与）③リハビリテーション　④外科的療法　⑤自助具の工夫　⑥心理的支持

(2) 変形性関節症

関節軟骨の変性と軟骨下骨の骨改変に始まり，進行するとそれらの破壊・変形をきたす。

症状－① **疼痛**：（骨内，滑液・関節包，関節周囲の靭帯・腱，筋）変形性関節症の疼痛は荷重や運動で起きるのが特徴で，特に運動開始時に発痛する。

② 運動制限

③ **変形**：荷重関節では関節の不安定性も生じる。

④ **関節液貯留**：関節液は淡黄色透明で，粘りが強い。

X 線所見－軟骨の摩耗の程度に応じて関節裂隙（かんせつれつげき）が最初に狭小する（初期），進行すると消失する（進行期），荷重部の軟骨下骨には骨硬化像が出現し，関節面は不整となる。骨の嚢腫状陰影が現れ，さらに関節面の広範囲な骨破壊をきたす（末期）。

治療－荷重関節であれば，体重減少，杖使用，安静など。さらに筋力強化，足底板，サポーターなども効果的である。物理療法も効果がある。ヒアルロン酸やステロイドの関節内注射や消炎鎮痛剤の投与，人工関節置換術等の外科的処置も行われる。

精選問題

問題12　関節リウマチで誤っているのはどれか

1．関節症状は左右対称に起こる
2．脊椎にも障害は起こる
3．関節液の粘性は低下する
4．リウマチ反応陰性であれば関節リウマチではない

解説

1．関節症状は左右対称，両側性に起こる。
2．環軸関節は滑膜を有するため障害を受けることがある。
3．関節液は混濁し粘性は著しく低下する。
4．リウマチ反応陰性であっても，必ずしも関節リウマチではないとは言い切れない。リウマチ患者の陽性率は約70パーセント程度である。

問題13　変形性膝関節症のＸ線所見にみられないのはどれか

1．関節裂隙の狭小化
2．軟骨下骨の硬化
3．骨の壊死
4．関節軟骨の摩耗

解説

変形性膝関節のＸ線所見では，関節軟骨の摩耗，関節裂隙の狭小化，軟骨下骨の硬化像，骨棘形成，関節内遊離体などを認める。

問題14　変形性膝関節症にみられないのはどれか

1．初動時痛
2．ハムストリングス萎縮
3．骨棘形成
4．関節液清澄

解説

初動時痛，大腿四頭筋萎縮，骨棘形成は変形性膝関節症の特徴である。また，関節液は粘りが強く澄んでいる。

〈解答〉

問題12－4．　問題13－3．　問題14－2．

7. 神経疾患・筋疾患

試験によく出る重要ポイント

(1) 脳性麻痺

発達の前期に発症した非進行性で永続性の中枢性運動障害である。

① 痙直型（けいちょくがた）－全身の筋緊張は亢進し，立位，歩行に必要な立ち直り反応，平衡反応が障害され，動作は緩慢でぎこちない。痙攣，知能低下を伴うことが多い。

② アテトーゼ型－精神的緊張，運動により増強される不随意運動のために姿勢保持，上下肢の運動が障害される。知能は正常である。

(2) 筋萎縮性側索硬化症（きんいしゅくせいそくさくこうかしょう）

錘体路の変性，脊髄前角細胞の脱落により生じる疾患。症状は一側上肢の手内在筋または肩甲帯の筋萎縮から始まり，他側上肢やがて下肢の筋萎縮，筋力低下が進行し，呼吸筋麻痺，球麻痺（きゅうまひ）症状を伴う。

(3) **進行性筋ジストロフィー**

進行性に筋の変性をきたす遺伝性疾患である。デュシェンヌ型が代表的で，症状では下腿三頭筋の化性肥大，登攀性起立（とうはんせいきりつ），動揺性歩行が特徴的である。腱反射は低下し，血清 CPK，GOT，GPT の値が著明に上昇する。筋力低下は骨盤帯筋，大腿中枢の筋より始まり末梢へと進行する。

(4) 脊髄空洞症

脊髄実質内に水分を満たした空洞が生じた場合をいう。神経症状は両側上肢あるいは体幹のみの宙吊り型の知覚異常が特徴とされてきたが，最近では上肢を中心としたしびれ・痛み・痛覚障害などの表在感覚障害，上肢の遠位優位の脱力・筋萎縮が特徴的である。

(5) 脊髄性小児麻痺

ポリオウイルスの感染により発症する。症状は筋の麻痺・萎縮を生じる。知覚異常はない。

(6) 脊髄癆（せきずいろう）

梅毒スピロヘータの感染により発症する。症状は神経痛様疼痛，涙孔反射消失，腱反射消失を特徴とする。知覚障害もみられ，神経病性関節症をきたす。

(7) **脊髄損傷**

外傷性脊髄損傷の発生原因は交通事故が最も多く，次いで高所からの転落事故が多い。臨床的には麻痺の程度により完全麻痺と不全麻痺に，また麻痺のレベルにより四肢麻痺と対麻痺に大別される。

主な障害として，仙髄損傷では①排尿障害，②排便障害，中位胸髄より腰髄の損傷ではさらに③消化器管障害，④泌尿器障害，上位胸髄，頸髄の損傷では，この上に⑤呼吸障害，⑥循環障害が加わる。脊髄損傷の合併症として①尿路感染，②肺炎，③褥瘡（じょくそう），④関節拘縮があり予防が大切である。また，異所性骨化（いしょせいこっか）を起こしやすい。

精選問題

問題15　神経病性関節症を起こすのはどれか

1．脊髄空洞症
2．脊髄性小児麻痺
3．筋萎縮性側索硬化症
4．進行性筋ジストロフィー

解説

神経病性関節症は，脊髄癆，脊髄空洞症，糖尿病などの痛覚，深部感覚，位置覚が侵される神経疾患に合併して発症する。関節破壊が主体であり，膝関節に好発する。

問題16　デュシェンヌ型筋ジストロフィーで正しいのはどれか

1．血清クレアチンホスフォキナーゼ値が低下する
2．筋力低下は末梢から初発する
3．登攀性起立がみられる
4．動揺性歩行はみられない

解説

1．血清クレアチンホスフォキナーゼ（CPK）値は著明に上昇する。
2．筋力低下は骨盤帯筋など中枢から初発する。
3．4　登攀性起立，動揺性歩行，下腿三頭筋の化性肥大が特徴的である。

問題17　脊髄損傷患者の合併症でみられないのはどれか

1．肺炎
2．手指の壊死
3．尿路感染
4．褥瘡

解説

脊髄損傷患者の合併症として，肺炎，褥瘡，尿路感染，関節拘縮の予防が大切である。

〈解答〉

問題15－1．　問題16－3．　問題17－2．

8. 腫　瘍

試験によく出る重要ポイント

(1) 原発性悪性骨腫瘍

① **骨肉腫**－骨組織に原発し，腫瘍細胞が直接類骨あるいは骨組織を形成する。第二次骨成長期の15歳前後に好発し，発生部位は大腿骨遠位と脛骨近位の骨幹端部からの発生が多い。症状は腫脹と疼痛である。肺への転位を生じやすい。

治療は広範囲あるいは治癒的切除術による患肢温存手術が行われ，その適応の無い場合に切断・離断術が行われる。また，手術前，後に化学療法も行われる。予後は以前は最も悪い腫瘍の一つであり，5年生存率は15～20%であったが，現在は術前・術後の化学療法の発達により5年生存率は50～70%にまで向上している。

(2) 続発性悪性骨腫瘍

① 癌の骨転移－癌の骨転移は全骨腫瘍の26%を占め，第1位の発生頻度である。癌の好発年齢である40歳代から出現頻度が増加する。脊椎転移が最も多く，その他骨盤，大腿骨，上腕骨，肋骨などの発生頻度が高い。

転移性骨腫瘍の原発巣では乳癌が最も多く，次いで肺癌，前立腺癌，腎癌，胃癌，子宮癌，肝癌の順である。転移巣のX線像は，骨形成型と溶骨型に分けられる。溶骨型が全体の80%を示すが，前立腺癌の骨転移の場合は約85%が骨形成型で，骨硬化像が出現する。

(3) 原発性良性骨腫瘍

① 骨軟骨腫－長管骨の骨幹端部に茸状あるいは台地状に膨隆した骨性の腫瘤である。10歳代の発生が多く，男女差は無い。軟骨内骨化により生じるすべての骨に発生する。

好発部位は大腿骨遠位，脛骨近位および上腕骨近位の骨幹端部である。X線像では腫瘤の骨髄腔と罹患骨の骨髄腔が連続し，骨皮質が途切れていることが特徴である。骨性の腫瘤の頭部には軟骨帽（なんこつぼう）と呼ばれる軟骨組織が存在する。

(4) 悪性軟部腫瘍

軟部腫瘍は，骨・軟骨組織と網内系を除く非上皮性組織に由来する腫瘍の総称である。悪性線維性組織球種が最も多く，次いで脂肪肉腫，横紋筋肉腫，平滑筋肉腫と続いている。

その他，滑膜肉腫，悪性末梢神経鞘腫瘍，線維肉腫，血管肉腫などがある。発生年齢では，良性，悪性軟部腫瘍ともに30～50歳代に多発している。身体のいずれの部位にも発生し，良性腫瘍では比較的上半身に多く，特に上腕に好発する傾向がある。悪性腫瘍では体幹と下肢に多い。下肢の中でも大腿部に好発する。

精選問題

問題18　骨肉腫で誤っているのはどれか

1．肺転移を生じやすい
2．可及的早期に患肢の切断をする
3．10歳代の小児に好発する
4．大腿骨遠位が好発部位である

解説

1．肺には微小転移巣が存在している可能性が高く肺転移を生じやすい。
2．化学療法後に切断術を行う。
3．好発年齢は10歳代である。
4．好発部位は大腿骨遠位，脛骨近位，上腕骨近位である。

問題19　骨転移癌で正しいのはどれか

1．好発年齢は20歳代である
2．最も多いのは胃癌である
3．前立腺癌では骨硬化像を示すことが多い
4．転移部位は下腿骨が多い

解説

1．好発年齢は40歳代以上が多い。
2．最も多いのは乳癌である。
3．前立腺癌では骨硬化像が出現する。
4．転移部位は脊椎が最も多い。

問題20　悪性軟部腫瘍で最も発生頻度が高いのはどれか

1．悪性線維性組織球種
2．脂肪肉腫
3．線維肉腫
4．平滑筋肉腫

解説

軟部腫瘍で最も発生頻度が高いのは悪性線維性組織球種で，次いで脂肪肉腫である。

〈解答〉

問題18－２．　問題19－３．　問題20－１．

9. スポーツ外傷

試験によく出る重要ポイント

(1)応急処置

スポーツによって外傷を受けた時は**RICE 処置**が基本になる。RICEとは安静 rest，冷却 ice，圧迫 compression，挙上 elevation の頭文字をとったものである。まず患部を安静にして，出血や腫れを防ぐために氷で冷やし，かつ弾性包帯やテーピングで圧迫する。ついで適切な診断と治療を受けるために患部を挙上して運ぶ。

(2)肩関節周囲

競技中の転倒などにより鎖骨骨折，肩関節脱臼，肩鎖関節脱臼が起こりやすい。

(3)手指

発生頻度が高く，特に球技に多い。突き指，skier’ s thumb，ボクサー骨折などがある。

(4)頸部

水泳での飛込みなどで頸椎骨折が起こる。重症になると頸髄損傷をきたす。

(5)腰部

棘間靭帯や椎間関節包が損傷する捻挫，椎間板ヘルニアなど。

(6)骨盤・股関節部

急激な走行などにより上，下前腸骨棘剥離骨折が起こる。

(7)膝関節部

手足や足部に次いで多く，代表的なものとして前十字靭帯損傷，内側側副靭帯損傷，半月板損傷，膝蓋骨脱臼などがある。

(8) 下腿部

アキレス腱断裂が頻度が高い。

(9) 足部

足関節内がえしが強制されて発生する外側靱帯損傷は，スポーツ障害の中でもっとも頻度が高い。

精選問題

問題21　スポーツ外傷について正しいのはどれか

1．膝関節が最も多い
2．骨折は小児に比べ成人に多い
3．捻挫は女性よりも男性に多い
4．応急処置として RICE 処置を行う

解説

1．発生頻度は手指に最も多く，次いで足部，膝の順である。
2．骨折は小児に多い。
3．捻挫は柔軟性が高く，筋力が弱い女性に多いとされている。
4．応急処置には RICE 処置が有効である。

問題22　スポーツ外傷受傷時の保存的治療法として誤っているのはどれか

1．圧迫
2．挙上
3．安静
4．温熱

解説

スポーツ外傷を受傷した際は RICE 処置が基本となる。すなわち，rest（安静），ice（冷却），compression（圧迫），elevation（挙上）である。

〈解答〉

問題21－4．　問題22－4．

10. 骨端症

試験によく出る重要ポイント

(1) ペルテス病

ペルテス病は，発育期に大腿骨近位骨端部が阻血性壊死をきたす疾患である。6～7歳の男児に発症頻度が高い。症状は股関節痛が多く，跛行，運動痛がある。関節可動域は開排，内旋が著しく障害される。

(2) オスグッド・シュラッター病

オスグッド・シュラッター病は，大腿四頭筋の過度の収縮を繰り返すことにより，膝蓋腱の脛骨付着部が慢性の機械的刺激を受けて発症する。脛骨付着部の運動時痛と膨隆を生じる。

(3) プラント病

脛骨近位内側骨幹端の発育障害で，脛骨内反，O脚を呈する。

(4) 踵骨骨端症（セバー病）

10歳前後の男児に多く，繰り返されるアキレス腱の牽引力によって発生する。症状は踵骨結節部の疼痛が多い。

(5) 月状骨軟化症（キーンベック病）

月状骨の無腐性壊死で骨内あるいは骨外栄養血管の途絶により壊死が生じる。男性で手を使う職業の人に比較的多く発症する。症状は手関節の運動痛，掌背屈制限などがある。

(6) 第1ケーラー病

4歳～8歳の男児に好発する足の舟状骨骨核の一過性の無腐性壊死で，症状は舟状骨部に一致して運動痛と圧痛が出現し，軽度の腫脹や跛行がみられる。

(7) フライバーグ病

13歳前後の女子に多く，第2，3中足骨頭の骨破壊変化

精選問題

問題23　ペルテス病で正しいのはどれか

１．股関節の開排制限がみられる
２．運動痛は無い
３．女児に好発する
４．跛行はみられない

解説

ペルテス病は男児に好発し，運動時痛，跛行，股関節の開排制限が特徴である。

問題24　骨端症で女性に多いのはどれか

１．セバー病
２．ペルテス病
３．第１ケーラー病
４．フライバーグ病

解説

１．10歳前後の男児に多い。
２．６～７歳の男児に頻度が高い。
３．４～８歳の男児に多い。
４．13歳前後の女子に多い。

〈解答〉

問題23－１．　問題24－４．

11. 体幹の疾患

試験によく出る重要ポイント

(1) 椎間板ヘルニア

① 頚椎椎間板ヘルニアー多くは椎間板の退行変性に基づく線維輪断裂部からの髄核脱出である。通常，後方ないし後側方へ脱出し，神経根あるいは脊髄を圧迫する。30～50歳の男性に多く，好発高位はＣ5／6，Ｃ6／7，Ｃ4／５の順である。後方正中ヘルニアでは圧迫性脊髄障害を生じ，後側方ヘルニアでは神経根刺激，麻痺症状を生じ，一側上肢の疼痛と感覚・運動障害を訴える。急性期には各方向への頚椎運動が制限され，前後屈運動により，後頚部～背部痛あるいは上肢への放散痛を伴う。神経障害高位に一致して上肢の脱力および筋萎縮，感覚障害，腱反射が減弱する。

② **腰椎椎間板ヘルニア**－腰椎椎間板ヘルニアは脱出した椎間板組織が神経根を圧迫して腰・下肢痛を引き起こす疾患である。20～40歳代の活動性の高い男性に多い。好発高位はＬ4－５椎間板，次いでＬ5－Ｓ椎間板である。上位の椎間板ヘルニアは稀である。それぞれの神経が支配する下腿や足の領域に疼痛と表在知覚障害，あるいは運動の障害（筋力低下）が出現する。自覚症状としては腰痛と片側の下肢痛が主訴となり，運動，労作時に憎悪し，安静で軽快する傾向にある。診断ではラセーグテスト，大腿神経伸展テストが陽性となり，疼痛性跛行，疼痛性側弯，知覚障害，深部腱反射低下，下肢筋力低下などの有無を確認する。

(2) 脊椎分離症

腰椎椎弓を構成する上・下関節突起の間の関節突起間部の連続性が断たれた状態をいう。

(3) 脊椎すべり症

１つの椎骨が直下の椎骨に対して前方へ滑った状態の総称である。

(4) 腰部脊柱管狭窄症

腰椎の脊柱管が狭くなり，中に存在する馬尾，神経根が慢性的に圧迫されて神経症状が生じた状態の総称である。

(5) 変形性脊椎症

椎体の辺縁と椎間関節に顕著な骨棘が多岐にわたって生じた状態である。高齢の男性，特に腰に負担がかかる労働に長く従事していた人に著しい。この変形自体は退行変性によってもたらされる椎間板と椎間関節の不安定性に対する加齢的，生理的防御反応である。症状は慢性的な腰痛が一般的である。

(6) 結核性脊椎炎（脊椎カリエス）

腰椎部，胸椎部の椎体に好発し，主として椎体の椎間板に面した終板に結核菌が塞栓を作り，そこに初期病巣を作る。局所症状としては①鋭い疼痛（運動痛），②脊柱の不橈性，③脊柱変形（亀背形成），④潰瘍形成，⑤脊髄麻痺（Pott 麻痺）がある。

(7) 先天性斜頸

乳児に生じる筋性斜頸は，斜頸の中で最も多く，症状は一側の胸鎖乳突筋に腫瘤が存在し，頭部は患側へ側屈，顔面は健側に向けて回旋している。多くは自然治癒するが，一部は索状化し，典型的な筋性斜頸を生ずる。

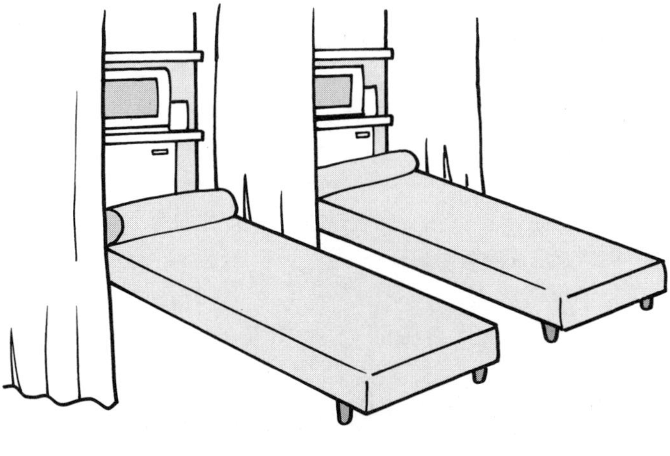

精選問題

問題25　腰椎椎間板ヘルニアで正しいのはどれか

1．痙性歩行がみられる
2．ラセーグテストは陰性である
3．好発高位はＬ2－３椎間板である
4．膀胱直腸障害が起こる

解説

1．痙性歩行は片麻痺，痙性両麻痺の歩行時にみられ，腰椎椎間板ヘルニアではみられない。
2．ラセーグテスト，大腿神経伸展テストは陽性となる。
3．好発高位はＬ4－５椎間板が最も多く，上位の椎間板ヘルニアは稀である。
4．硬膜管内の馬尾全体を圧迫すると膀胱直腸障害を生じる。

問題26　頸椎椎間板ヘルニアで誤っているのはどれか

1．後方正中ヘルニアでは一側上肢の疼痛と感覚・運動障害を生じる。
2．好発高位はＣ5／６である。
3．前後屈運動により上肢への放散痛を伴う。
4．神経障害高位に一致して筋萎縮，感覚障害を生じる。

解説

1．後方正中ヘルニアでは圧迫性脊髄障害を生じ，後側方のヘルニアでは神経根症状・麻痺症状を生じ，一側上肢の疼痛と感覚・運動障害を呈する。

問題27　脊椎カリエスの症状でないのはどれか

1．運動痛　　2．亀背形成
3．罹患椎体部の圧痛　　4．脊髄麻痺

解説

脊椎カリエスでの症状として，鋭い運動痛，腸骨窩潰瘍形成，亀背や肉芽による脊髄麻痺，棘突起の圧痛等がある。

〈解答〉

問題25－４．　問題26－１．　問題27－３．

12. 上肢の疾患

試験によく出る重要ポイント

(1) 腕神経損傷

ほとんどはオートバイによる交通事故で，上肢が不自然な肢位で投げ飛ばされたり，頭頸部や肩甲部に牽引力が加わって損傷されるものである。頸部が反対側に側屈し，上肢が下方に牽引されると上位型麻痺が起こり，上肢が挙上位のまま牽引力を受けると下位型麻痺となる。脊髄神経根が脊髄から引きちぎれ，硬膜外に引き抜かれたものを「神経根引き抜き損傷」といい，神経再生は望めない。診断は脊髄造影で硬膜からの造影剤の漏出がみられる。また，軸索の断裂の有無を調べる軸索反射は陽性である。

(2) **肩腱板断裂**

腱板は肩関節ほとんどすべての運動に際して圧迫・牽引・摩擦を受け断裂しやすい。もっとも損傷されやすいのは棘上筋腱の大結節付着部である。損傷は変性腱板に軽微な外力が加わって発生する場合（50歳代以降）と活発な動作によって発生する場合（20歳代）の２種類がある。主症状は疼痛と脱力である。本症の確定診断は関節造影を行い，造影剤の肩峰下滑液包への露出を確認することである。

(3) **肩関節周囲炎（五十肩）**

関節包滑膜に慢性炎症が起こり，ことにその腋窩部が癒着して滑膜腔容量が減少し，肩甲上腕関節の運動制限をきたす。40～60歳代に多く，徐々に発病して肩甲部の疼痛と運動制限をきたす。痛みは寒冷時，夜間に強く，肩関節の運動はあらゆる方向に制限される。

(4) 胸郭出口症候群

前(ぜん)・中斜角筋間(ちゅうしゃかくきんかん)あるいは肋鎖間隙(ろくさかんげき)で腕神経叢，鎖骨下動・静脈が圧迫されて生じる。首が長く，なで肩の女性に多い。神経型の症状では，手指・腕のしびれ，脱力感，頸部・肩・肩甲間部・前胸部のうずくような痛みを伴う。筋萎縮は生じない。はじめは症状が労作時に出現するが，徐々に常時自覚するようになる。

(5) フォルクマン拘縮

上腕骨顆上骨折に合併して起こる他に局所の出血，阻血後の腫脹などにより起こる阻血性拘縮である。典型的な例では前腕回内位，手関節屈曲，母指内転，他指のMP関節過伸展，IP関節屈曲拘縮を呈する。

(6) デュピトライン拘縮

手の手掌（しゅしょう）腱膜（けんまく）が肥厚収縮して指の屈曲拘縮をきたす疾患で，環指と小指が罹患しやすい。

(7) 手根管症候群

手根管内における正中神経の圧迫麻痺である。屈筋腱腱鞘炎，手の過度の使用，血液透析後のアミロイドの沈着，妊娠などの全身浮腫，橈骨や手根骨骨折後の変性が発症要因となる。中年以降の女性に発症することが多い。症状は橈側指のしびれや疼痛，時に母指の脱力を訴える。正中神経低位麻痺の症状が出現する。電気生理学的検査での神経伝導テストに遅延がみられる。

精選問題

問題28　神経根引き抜き損傷で誤っているのはどれか

a．軸索反射は陽性である
b．予後は良好である
c．脊髄造影では異常はない
d．牽引損傷である

1．a．b　　2．b．c　　3．a．d　　4．c．d

解説

a．知覚神経の軸索の断裂の有無を調べる軸索反射は陽性となる。
b．神経再生は望めず，予後は不良である。
c．脊髄造影で硬膜からの造影剤の漏出が認められる。
d．頭頚部や肩甲部に牽引力が加わって損傷する。

問題29　腱板について正しいのはどれか

1．損傷の確定診断は関節造影を行う
2．棘上筋，棘下筋，大円筋，小円筋からなる
3．損傷は女性に多い
4．棘下筋が最も損傷されやすい

解説

1．確定診断には関節造影を行い，造影剤の肩峰下滑液包への露出を確認する。
2．棘上筋，棘下筋，小円筋，肩甲下筋からなる。
3．退行変性が進んでいる中年の男性に多い。
4．棘上筋が損傷されやすい。

問題30　手根管症候群について正しいのはどれか

1．男性に多い
2．神経伝導テストに遅延はみられない
3．腎透析の患者にみられる
4．小指球筋萎縮が起こる

解説

1．中年以降の女性に多い。
2．神経伝導テストに遅延が認められる。
3．腎透析による腱鞘のアミロイド変性も原因の一つである。
4．母指球筋萎縮が起こる。

〈解答〉

問題28－2．　問題29－1．　問題30－3．

13. 下肢の疾患

試験によく出る重要ポイント

(1) 先天性股関節脱臼

出生前，出生後に大腿骨頭が関節包の中で脱臼している状態を先天性股関節脱臼と称する。女子に多い。病因は遺伝的要因，関節弛緩の関与，力学的要因が考えられる。

病状と診断－新生児期では①肢位異常（脱臼股は屈曲90°での開排(かいはい)制限(せいげん)があり，左右非対称である）②クリックサイン（新生児における関節弛緩および脱臼股(だっきゅうこ)の診断に最も重要な手技である）③寛骨臼(かんこつきゅう)の空虚(くうきょ)（スカルパ三角部に骨頭の抵抗を触れない）

乳幼児期では①肢位異常（開排制限）②大腿皮膚溝の非対称③下肢のみせかけの短縮 ④大転子高位，大転子突出がある。幼児期では①処女歩行の遅延 ②患肢のトレンデレンブルグ徴候がある。治療は乳児期ではリーメンビューゲル法，パブリック法などがある。

(2) 大腿骨頭すべり症

成長が盛んな時期に，大腿骨近位端線で骨端部が頚部に対して後下方にすべる疾患である。思春期の男児に，多く発症し，二次性徴の発達が遅れていることが多いこと，両側性があること，患者に肥満児が多いことなどが特徴である。急性型と慢性型に分けられ，症状は急性型では股関節痛，慢性型では跛行がある。また，患肢は著しく外旋している。治療は保存療法と手術療法があり，急性型の陳旧例では徒手整復は禁忌である。合併症として大腿骨頭，軟骨壊死がみられる。

(3) **変形性股関節症**

関節軟骨の変性，摩耗により関節の破壊が生じ，これに対する反応性の骨増殖を特徴とする疾患で，原疾患が明らかでない一次性股関節症と，何らかの疾患に続発する二次関節症に分類できる。症状は，股関節痛，可動域制限（内旋，外転，屈曲，伸展制限），跛行，筋萎縮（大腿四頭筋，大殿筋など）がある。

(4) **変形性膝関節症**

中年以降の女性に多く，軟骨の摩耗，骨棘形成，変形，関節可動域制限など関節構成体の退行性変性と増殖性変化を示す疾患である。症状は膝痛（運動時痛が主体），変形（多くは両膝に対称的な内反変形を呈する），関節可動域異常（関節症の進展とともに完全伸展と完全屈曲のどちらか，または両方が制限される），関節腫脹（発生初期には滑膜の非特異性慢性炎症を伴う関節水腫による腫脹がしばしば認められる）がある。X線所見では関節軟骨の摩耗とともに，関節裂隙の狭小化，軟骨下骨の硬化像，骨棘形成，関節内遊離体などを認めるようになる。治療は，保存療法では消炎鎮痛剤や温熱療法，生活指導，足底装具（足底板）の使用，ステロイド剤の関節内注入などがあり，手術療法では高位脛骨骨切り術や人工膝関節置換術などがある。

(5) 半月板損傷

体重が負荷した状態で屈曲した膝関節に異常な回旋力が加わると，半月板の一部が脛骨と大腿骨の間に挟まり損傷を受ける。運動中に膝をひねった際に損傷を受けやすい。断裂の形態から，縦断裂，水平断裂，横断裂などがある。症状は半月板の損傷側に一致した関節裂隙に疼痛が生じる。損傷が半月板辺縁まで及んでいる場合は関節内出血を認める。半月板損傷の典型的な症状は，運動時に生じる疼痛と膝のひっかかりや異常音である。

(6) 前十字靭帯（ぜんじゅうじじんたい）損傷

スポーツでジャンプの着地に失敗して膝をねじった際に受傷しやすい。受傷時の膝は軽度屈曲・外反位で，大腿は下腿に対して外旋している場合が多い。

受傷直後は激痛と大量の関節内出血があり，ラックマンテスト陽性となる。ストレスX線検査では脛骨の前方引き出しを認める。治療ではあまりスポーツ活動を望まない中高年には保存療法で経過をみる。スポーツ活動を望む若い患者には前十字靭帯再建手術を選択する。

(7) 後十字靭帯（こうじゅうじじんたい）損傷

バイク事故などで膝から転倒し，約90°屈曲位で前方から脛骨結節部付近に直達外力を受けて損傷する場合が多い。乗用車の追突事故では膝屈曲位で膝前下方を打撲して損傷する。症状は打撲による皮膚損傷，関節内出血，脛骨（けいこつ）に後方ストレスを加えると膝窩部に激痛を生じる。

(8) 内側側副靱帯損傷（ないそくそくふくじんたい）

膝の靱帯損傷の中で最も頻度が高く，膝に大きな外力が加わって発症する。損傷部位は大腿骨付着部付近が多く，同部位に圧痛を認め，膝を外反すると激痛を訴える。ほとんどの場合十字靱帯損傷を合併している。

(9) **外反母趾**

足の縦，横アーチが低下した偏平足，中足骨（ちゅうそくこつ）内反，中足骨頭の円形化，長い第 1 中足骨，基節骨外反，種子（しゅし）骨の回内変位などが関連しあって発生する。外的要因としてはハイヒールなどの履物，体重増加，足指筋力低下などがある。症状は母趾の MTP 関節において，それより末端が外反し，関節の内側が突出してバニオンを形成して痛みが出る。変形が強くなると，母指が第 2 趾の底側に入り込み，2，3 趾の MTP 関節の底側にたこを形成する。

精選問題

問題31　先天性股関節症について誤っているのはどれか

1．リーメンビューゲル法が有効である
2．女児に多い
3．開排制限がある
4．大腿骨頭は関節包を破って脱臼する

解説

先天性股関節脱臼は女児に圧倒的に多く，臨床症状として開排制限がある。乳児期の治療にはリーメンビューゲル法が有効である。大腿骨頭は関節包内で脱臼する。

問題32　大腿骨頭すべり症で正しいのはどれか

1．痩せた男児に多い

2．陳旧例での徒手整復は禁忌である
3．骨切り術では合併症は出ない
4．患側股関節は内旋位をとる

解説

1．肥満した男児に多い。
2．陳旧例での徒手整復は，骨頭の壊死を生じる危険性があるので禁忌である。
3．骨切り術では術後に大腿骨頭，軟骨の壊死が合併症として挙げられる。
4．患側股関節は外旋位をとる。

問題33　変形性膝関節症について正しいのはどれか

1．男性に多い
2．外反変形が多い
3．安静時痛が主体である
4．足底板が有効である

解説

1．中高年の女性に多い。
2．内反変形を呈するものが多い。
3．安静時痛はほとんどなく，運動時痛が主体である。
4．保存療法として足底板の装着が有効である。

問題34　外反母趾で誤っているのはどれか。2つ選べ

1．母趾は外旋する
2．開帳足を伴う
3．発生要因に体重は関与しない
4．第1中足骨内側にバニオンをみる

解説

1．母趾は内旋する。
2．開帳足を伴うことが多い。
3．体重増加は発生要因の一つである。
4．第1中足骨内側にバニオンを形成し疼痛が出る。

〈解答〉

問題31－4．　問題32－2．　問題33－4．　問題34－1，3．

第9章

リハビリテーション医学

出題傾向（以下の項目とポイントは特に重要です）

1．障害学（国際障害分類とそのアプローチ，身体障害者の状況，廃用症候群）
2．評　価（ROM テスト，MMT，ADL 評価）
3．治　療（運動療法）
4．疾患各論（脳卒中，脊髄損傷，脳性麻痺）

1. 障害学

試験によく出る重要ポイント

(1) WHO 国際生活機能分類

リハビリテーションの対象となる人々を，その「障害」の３つの面から理解し，評価する方法。

① 機能障害－筋力が落ちる，関節の動きが悪くなる，事故などにより手足の一部をなくす，知的・認知機能が落ちる，失語症により話す力が低下するなど。

② 能力障害－食事，排泄，衣服の着脱，洗顔などの日常生活動作ができない，人と意思疎通ができない，作業能力や判断能力が落ちる，室内外の歩行に障害が出るなど。

③ 社会的不利－経済的に困る，進学ができない，就職ができない，友人ができない，自分の行きたいところに行けないなど。

(2) 身体障害者の種類

身体障害者福祉法第４条で，「身体障害者」とは，以下に掲げる身体上の障害がある18歳以上の者であって，都道府県知事から身体障害者手帳の交付を受けた者をいう。

① 視覚障害　② 聴覚または平衡機能障害

③ 音声機能，言語機能，そしゃく機能障害　④ 肢体不自由

⑤ 内部障害－心臓，腎臓，呼吸器機能障害，その他法令で定める障害（ぼうこう又は直腸の機能障害，小腸の機能障害，ヒト免疫不全ウイルスによる免疫の機能障害）

(3) **廃用症候群**

身体の一部や全体を使わずにおいた場合に起こる二次的障害を廃用（はいよう）症候群（しょうこうぐん）という。

症状－① 廃用性筋萎縮－筋力は全く動かさなければ，一日２～５％ずつ低下する。

② 関節拘縮－骨および関節軟骨を除く関節構成体の短縮による関節可動域の低下。

③ 褥瘡－過度の持続的圧迫による組織の局所的壊死。

④ 起立性低血圧－臥位から座位，立位への急な体位の変換によって起こる低血圧。
⑤ 骨萎縮－４～５日のベッド上安静で，窒素やカルシウムのバランスは負となり生ずる。
⑥ 静脈血栓症－静脈のうっ滞から血栓を形成する。
⑦ 尿路結石－長期の背臥位保持や体位変換不足による尿の腎・膀胱での停滞など。
⑧ 精神的，心理的，知的障害－興味・自発性の低下，食欲低下，睡眠障害など。

予防法は，関節可動域訓練，ポジショニング，早期離床，体位変換，栄養管理など。

精選問題

問題１　内部障害はどれか。２つ選べ

１．心機能障害　２．視覚障害　３．聴覚障害　４．呼吸障害

解説

内部障害は心機能障害，腎機能障害，呼吸機能障害，膀胱機能障害，直腸機能障害，小腸機能障害，ヒト免疫機能不全ウイルスによる免疫機能障害が含まれる。

問題２　廃用症候群に含まれないのはどれか

１．褥瘡　２．筋萎縮　３．関節強直　４．尿路結石

解説

関節強直は，関節自体の癒着により可動性を失った状態をいい，廃用症候群には含まない。

問題３　廃用症候群の予防として有効でないのはどれか

１．体位変換　２．同一姿勢保持　３．早期離床　４．関節可動域訓練

解説

廃用症候群の予防として有効なのが，体位変換，ポジショニング，早期離床，関節可動域訓練などで，同一姿勢保持は褥瘡を発生させる危険性がある。

〈解答〉

問題１－１，４．　問題２－３．　問題３－２．

2. 評　価

試験によく出る重要ポイント

(1) **関節可動域測定（測定肢位）**（巻末資料あり）

① 肩関節
屈曲・伸展（前腕は中間位）
外転・内転（90°以上になったら前腕を回外）
外旋・内旋（前腕は中間位）
水平屈曲・水平伸展（肩関節を90°外転位）

② 肘関節－屈曲・伸展（前腕は回外位）

③ 前腕－回内・回外（肘を90°屈曲）

④ 手－屈曲・伸展（前腕は中間位）撓屈・尺屈（前腕は回内位）

⑤ 股関節－屈曲・伸展（屈曲は背臥位，膝屈曲位，伸展は腹臥位，膝伸展位）
外旋・内旋（背臥位で，股関節，膝関節90°屈曲位）

⑥ 膝関節－屈曲（股関節屈曲位）

⑦ 足関節－屈曲・伸展（膝関節屈曲位）

(2) **徒手筋力テスト（MMT）**

5（normal）（N）：強い抵抗に逆らって，完全に運動ができる
4（good）（G）：若干の抵抗に打ち勝って運動できる
3（fair）（F）：重力に抗して完全に運動できる
2（poor）（P）：重力を除くと完全に運動できる
1（trace）（T）：わずかな筋収縮はあるが関節は動かない
0（zero）（Z）：筋収縮なし

(3) **身体計側**

① 上肢長：肩峰から橈骨茎状突起

② 上腕長：肩峰から上腕骨外側上顆

③ 前腕長：上腕骨外側上顆から橈骨茎状突起または肘頭から尺骨茎状突起

④ 下肢長：上前腸骨棘から足関節内果

⑤　下腿長：大腿骨外側上顆から足関節外果

精選問題

問題4　関節可動域測定で誤っているのはどれか

1．肘関節の屈曲は前腕回外位で行う
2．手関節の伸展は前腕回内位で行う
3．股関節の屈曲は背臥位，膝屈曲位で行う
4．足関節の伸展は膝関節を屈曲位で行う

解説（巻末資料あり）

2．手関節の伸展は前腕中間位で行う。

問題5　徒手筋力テストの筋力2で正しいのはどれか

1．若干の抵抗に打ち勝って完全に運動できる
2．重力に抗して完全に運動できる
3．重力を除くと完全に運動できる
4．わずかな筋収縮はあるが関節は動かない

解説

1．若干の抵抗に打ち勝って完全に運動できるのは，筋力4である。
2．重力に抗して完全に運動できるのは，筋力3である。
3．重力を除くと完全に運動できるのは，筋力2である。
4．わずかな筋収縮はあるが関節は動かないのは，筋力1である。

問題6　身体計測で誤っているのはどれか

1．上肢長は上腕骨大結節から橈骨茎状突起までの距離を測る
2．前腕長は肘頭から尺骨茎状突起までの距離を測る
3．下肢長は上前腸骨棘から足関節内果までの距離を測る
4．下腿長は大腿骨外側上顆から足関節外果までの距離を測る

解説

1．上肢長は肩峰から橈骨茎状突起までの距離を測る。

〈解答〉

問題4－2．　問題5－3．　問題6－1．

試験によく出る重要ポイント

(4) 日常生活活動動作（ADL）評価

① **バーゼル指数**－評定者が各 ADL 項目について「自立」，「一部介助」，「全介助」のいずれであるかを判定する。最高得点は100点で，評定されるのは患者の能力（ability）である。ADL の項目としては，食事，車いすからベッドへの移動，整容，トイレへの出入り，洗体，平面歩行，車いす操作，階段昇降，更衣，排便コントロール，排尿コントロールがある。

(5) 歩行評価

① **歩行周期**－歩行周期とは，一側下肢において踵が接地して，同側の踵が接地するまでの一連の歩行動作を指し，立脚期と遊脚期に分けることができる。立脚期（りっきゃくき）と遊脚期（ゆうきゃくき）を合わせて 1 歩行周期という。また，歩行中には両側支持期があり，歩行速度が上がると短縮し，走行では消失する。

一歩とは一側の踵接地から他側の踵接地までの動作をいい，この間の距離を歩幅という。

歩調（ケイデンス）とは 1 分間の歩数で，成人の通常歩行では約100歩である。

立脚期－踵接地（しょうせっち）
足底接地
立脚中期
踵離地（しょうりち）
踏み切り期中期
つま先離れ

遊脚期－加速期
遊脚中期
減速期

(6) 麻痺評価

① 末梢神経麻痺－下位運動ニューロンの障害の特徴は腱反射減弱ないし消失，神経原性筋萎縮，筋緊張の減退などがある。

② 中枢神経麻痺－上位運動ニューロンの障害の特徴は腱反射亢進，筋緊張亢進，病的反射の出現などがある。

③ 中枢神経疾患が原因で起こる異常歩行

・弛緩性歩行　・痙性両麻痺歩行

・痙性歩行（けいせいほこう）　・パーキンソン病歩行
・失調性歩行

精選問題

問題7　バーセル指数に含まれない項目はどれか

1．社会的認知　　2．更衣
3．排便コントロール　　4．車いす操作

解説

1．バーセル指数には社会的認知項目は含まれない。

問題8　正常歩行について正しいのはどれか

1．重心移動は左右のみである
2．歩数は1分間平均160歩である
3．両側支持期がある
4．遊脚相では加速期，減速期の2つに分かれる

解説

1．歩行中の重心移動は左右および垂直方向に移動する。
2．歩数は1分間約100歩である。
3．歩行中は両側支持期があり，走行中はみられなくなる。
4．遊脚相では，加速期，遊脚中期，減速期の3つに分けられる。

問題9　末梢神経麻痺の特徴はどれか

1．腱反射亢進　　2．病的反射出現
3．筋緊張減退　　4．痙性麻痺

解説

末梢神経麻痺の特徴は，弛緩性麻痺，腱反射減弱ないし消失，筋緊張減退，神経原性筋萎縮がある。

〈解答〉

問題7－1．　問題8－3．　問題9－3．

3. 治　療

試験によく出る重要ポイント

(1) 運動療法

① 心疾患の運動負荷試験中止事項

・他覚症状－収縮期血圧が20 mmHg 以上下降する
　収縮期血圧が240 mmHg 以上になる
　心室性頻拍（しんしつせいひんぱく）
　心房性頻拍（しんぼうせいひんぱく）
　房室ブロック
　脳血管不全の兆候（蒼白，冷たく湿った皮膚，チアノーゼ，よろめき歩行，錯乱）

・自覚症状－胸痛増加，間欠性跛行，呼吸困難，めまい，顕著な疲労

② 徒手筋力テストと運動

MMT 0 ～ 1：他動運動，自動介助運動
MMT 2：自動介助運動
MMT 3 以上：自動抵抗運動

(2) 物理療法

温熱療法

① 伝導熱

・ホットパック
　生理学的作用－温熱作用，血流の増加，痙性の減弱
　適応－疼痛（急性期を除く），筋スパズム，痙性
　禁忌－あらゆる疾患の急性期，悪性腫瘍，出血傾向の強いもの，知覚麻痺。

・パラフィン浴
　生理学的作用－温熱作用，充血作用，鎮静作用
　適応－疼痛
　禁忌－あらゆる疾患の急性期，悪性腫瘍，出血傾向の強いもの，知覚麻痺，アレルギーなどの皮膚疾患，開放創

② 放射熱

・赤外線療法

生理学的作用－血管拡張作用，紅斑，色素沈着，鎮静作用，組織温上昇，温熱作用

適応－外傷，浅層の関節炎，腱鞘炎の痛み，創傷と感染，RA（慢性期）

禁忌－アテローム性動脈硬化症，ビュルガー病，皮膚炎，湿疹，知覚麻痺

③ エネルギー変換熱

・超短波療法

生理学的作用－温熱作用，血液供給量の増大，鎮静作用，深部交感神経節への作用

適応－外傷，慢性関節リウマチ

禁忌－火傷，悪性腫瘍，出血傾向，血栓症，知覚脱出

・極超短波療法（マイクロ波）

生理学的作用－温熱作用，血液供給量の増大，鎮静作用

適応，禁忌は超短波療法と同様

④ 超音波療法

生理学的作用－コラーゲン組織の伸張性，血流，神経伝導速度，酸素活性の増大，疼痛，ガンマ線維活動の減少

適応－温熱作用（疼痛，筋スパズム，瘢痕組織，異所性骨化（いしょせいこっか）など），非温熱作用（創傷，靭帯損傷，浮腫，血流改善など）

禁忌－眼，悪性腫瘍，血友病，妊娠中，脳，脊髄に対する照射

⑤ 温熱療法の熱深達度

表面：ホットパック，パラフィン浴，赤外線

深部：超短波，極超短波

最深部：超音波

牽引療法

間欠的牽引療法（かんけつてきけんいんりょうほう）

① 頸椎牽引

牽引力－目安は体重の１／10～１／４

牽引時間－10～20分

② 腰椎牽引

牽引力－体重の１／３～１／２
牽引時間－10～20分

③　適応

頸椎牽引－頸部椎間板ヘルニア・椎間板変性・頸部脊椎症，頸肩腕症候群（けいけんわんしょうこうぐん），項部・肩・上腕・肩甲間部・傍脊柱部の筋痛やこわばり，頭重感・肩こり

腰椎牽引－腰仙部の椎間板ヘルニア・椎間板変性・椎間関節の障害・変形性脊椎症などによる腰痛および坐骨神経痛

禁忌－悪性腫瘍・脊椎カリエス・化膿性脊椎炎・強直性脊椎炎・骨軟化症，外傷に由来する症状のうちの急性期，全身の感染症など

精選問題

問題10　心疾患の症候限界性運動負荷試験で運動中止徴候なのはどれか

１．拡張期血圧の低下
２．徐脈
３．発汗
４．間欠性跛行

解説

心疾患の運動負荷試験の中止症候の自覚症状として，胸痛増加，間欠性跛行，呼吸困難，めまい，顕著な疲労がある。

問題11　運動と筋力レベル（徒手筋力テスト）との組み合わせで正しいのはどれか

１．他動運動－４～５
２．自動抵抗運動－１～２
３．自動運動－２～３
４．自動介助運動－３～４

解説

徒手筋力テストで，MMT 0～１は他動運動，自動介助運動，MMT 2は自動介助運動，MMT 3以上は自動抵抗運動である。したがってMMT 2～3は自動運動にあたる。

問題12　温熱療法の局所作用で正しいのはどれか

1．筋緊張亢進
2．代謝亢進
3．血流低下
4．疼痛閾値の低下

解説

温熱療法は，筋緊張緩和，代謝亢進，血流増加，疼痛閾値の増加（鎮痛）などを目的に行われる。

問題13　熱到達度が最も浅い温熱療法はどれか

1．超音波
2．超短波
3．極超短波
4．パラフィン浴

解説

温熱療法の熱深達度が最も高いのは超音波，次いで超短波，極超短波，最も浅いのはホットパック，赤外線，パラフィン浴である。

問題14　間欠的牽引療法で正しいのはどれか

1．軟部組織の伸張を目的とする
2．悪性腫瘍に適応がある
3．腰椎牽引の重量は体重の1／10～1／8である
4．1回の治療時間は5分以内とする

解説

2．悪性腫瘍には禁忌である。
3．腰椎牽引の重量は体重の1／3～1／2である。
4．1回の治療時間は10～20分である。

〈解答〉

問題10－4．　問題11－3．　問題12－2．　問題13－4．　問題14－1．

試験によく出る重要ポイント

(3)装具

装具の目的

①　変形の予防　②　変形の矯正　③　病態組織の保護

④　失われた機能の代償または補助

上肢の装具

①　オッペンハイマー型装具－橈骨神経麻痺

②　トーマス型装具－橈骨神経麻痺

③　（長・短）対立装具－正中神経麻痺

④　正ナックルベンダー－MP 関節伸展拘縮

⑤　逆ナックルベンダー－MP 関節屈曲拘縮

体幹装具

①　頸椎装具

②　フィラデルフィアカラー－頸椎術後

③　腰仙椎装具

④　ナイト型腰仙椎装具－腰痛

⑤　ウイリアムズ型腰仙椎装具－腰部脊柱管狭窄症

胸腰仙 椎装具

①　ジュエット型胸腰仙椎装具－脊椎圧迫骨折

②　テーラー型胸腰仙椎装具－脊椎骨粗鬆症

③　スタインドラー型胸腰仙椎装具－胸椎カリエス

側弯症

①　ミルウォーキー型　　②アンダーアーム型

下肢の装具

①　長下肢装具

適応－膝伸展力が弱く，短下肢装具では膝折れが生ずる症例

種類－両側金属支柱付き（コンベンショナルタイプ），ハイブリッドタイプ，骨盤帯長下肢装具，体幹装具付き長下肢装具などがある

②　短下肢装具

適応－足・足関節変形，末梢神経麻痺，脳血管疾患（片麻痺），下腿術後など

種類－両側金属支柱付き（コンベンショナルタイプ），プラスチック型短下肢装具（plastic AFO）など

精選問題

問題15　装具の目的で正しいのはどれか。２つ選べ

１．変形の矯正
２．麻痺の回復
３．変形の予防
４．関節強直の改善

解説

装具の目的として，変形の予防，変形の矯正，病的組織の保護，失われた機能の代償または補助がある。

問題16　頸椎装具なのはどれか

１．フィラデルフィア型
２．テーラー型
３．ミルウォーキー型
４．ウイリアムズ型

解説

２．テーラー型は胸腰仙椎装具の１つである。
３．ミルウォーキー型は側弯症に対する装具である。
４．ウイリアムズ型は腰仙椎装具の１つである。

問題17　誤っている組み合わせはどれか

１．対立スプリント－正中神経麻痺
２．トーマス型装具－橈骨神経麻痺
３．機能的把持装具－第６頸髄損傷
４．ナックルベンダー－MP 関節屈曲拘縮

解説

ナックルベンダーはMP 関節伸展拘縮が用いられ，MP 関節屈曲拘縮には逆ナックルベンダーが用いられる。

〈解答〉

問題15－１，３．　問題16－１．　問題17－４．

試験によく出る重要ポイント

(4) 杖

① 杖の種類－T字杖，四点杖，松葉杖，ロフストランドクラッチ，カナディアンクラッチ

② 杖歩行の種類

・常時二点支持歩行－杖→患側→健側で常時二点が接地している。

・二点一点交互支持歩行－杖と患側とを同時に出し，健側一点のみで体重を支える一点支持と杖と患側で体重を支え健側を振り出す二点支持とを交互に繰り返す。

③ 杖の高さの決め方－基本的に肩関節やや外転，肘関節約30°屈曲で用い，T字杖の場合は握りの部分が大転子の高さにくる。松葉杖の場合は同様に肩関節やや外転，肘屈曲，杖先は足部外側やや前方にくるようにすると，その高さは腋窩よりやや下方となる。握りの位置はT字杖と同様に大転子の高さとなる。

(5) 義肢

義手

① 肩義手－肩甲胸郭間切断，肩関節離断

② 上腕義手－上腕切断

③ 肘義手－肘関節離断

④ 前腕義手－前腕切断

義足

① 義足－片側骨盤切断，股関節離断，大腿切断（極短断端）

② 大腿義足－大腿切断　　③ 膝義足－膝関節離断

④ 下腿義足－下腿切断

⑤ 在来式下腿義足－特徴は底の無い差し込み適合型ソケット使用，大腿コルセットと単軸ヒンジ継手をもつこと，ソケットの中心軸が加重線と平行であることなどがある。

⑥ PTB式下腿義足－特徴は軟性の内ソケット付き全面接触式プラスチックソケット，SACH足，膝カフ，動的アライメント調節の懸念。

⑦ サイム義足－サイム切断に適応して使用される。サイム切断とは足関節の内・外果を残した足関節離断術で，断端末での体重負荷が可能，正常に近い歩行能力を有するなどの特徴がある。

(6) 自助具

自助具とは身体に障害があるものの残存機能を補い，自立した生活動作を助ける道具である。

①食事用自助具　②整容動作用自助具
③トイレ用自助具　④入浴用自助具
⑤炊事用自助具　⑥更衣用自助具
⑦通信用・事務用自助具など

精選問題

問題18　つえで誤っているのはどれか

1．原則として患側下肢と反対側の手で持つ
2．長さは接地時に肘が屈曲約30°となるようにする
3．松葉杖の長さは身長の３／４程度とする
4．ロフストランド杖は上腕支えがある

解説

4．ロフストランド杖は前腕部に前腕支えがある。

問題19　PTB 義足が処方される切断はどれか

1．大腿切断　2．下腿切断
3．サイム切断　4．膝関節離断

解説

PTB 義足は膝関節の機能が温存されている下腿切断に使用される義足で，下腿切断の特徴を活かして膝関節の機能を阻害しないように作られている。

問題20　自助具でないのはどれか

1．バスボード　2．立ち上がり補助バー
3．リフト　4．ポータブルトイレ

解説

1．バスボードは浴槽の出入りを腰掛けて行う場合の座位スペースを確保する自助具である。
2．立ち上がり補助バーはベッドからの立ち上がりの際にベッド柵に設置し，移乗動作を安定させる自助具である。
3．リフトは移乗動作の負担を軽減させる介助機器である。
4．ポータブルトイレはベッドサイドに設置し，トイレ動作を行えるようにする自助具である。

〈解答〉

問題18－４．　問題19－２．　問題20－３．

4. 疾患各論

試験によく出る重要ポイント

脳血管障害

(1)脳血管障害の分類

① 脳梗塞－脳血栓，脳塞栓，ラクナ梗塞，多発性脳梗塞

② 頭蓋内出血－脳出血，くも膜下出血

(2)脳血管障害の主な症状

① 意識障害

② 運動障害－錘体路系の障害として弛緩性片麻痺，痙性片麻痺，視床や基底核の障害による不随意運動，脳幹や小脳の障害による失調症，脳幹部の障害による脳神経障害を伴う交代性片麻痺，その他，単純に筋力低下として表現できない質的な運動機能障害がみられる。

③ **ブルンストロームによる回復段階（運動機能評価尺度）**－1随意運動なし→2共同運動が一部出現→3十分な共同運動が出現→Ⅳ分離運動が一部出現→Ⅴ分離運動が全般的に出現→Ⅵ分離運動が自由にできる（6段階評価）。

④ 感覚障害－内側毛帯，視床，中心後回に絡む領域が障害されると半側の表在感覚や深部感覚が障害される。特に視床の障害では激しい視床痛を伴った重度の感覚障害を引き起こすことがある。

⑤ 高次脳機能障害－皮質および皮質直下の障害では病巣に応じた失語，失行，失認，記憶障害，注意障害，その他の精神障害などの高次脳機能障害を呈する。

- 失語－言語中枢の多くが左脳にあるため右片麻痺患者に多い。
- 失行－麻痺や認知症の影響ではなく，目的の動作が行えない状態（着衣失行，構成失行，観念運動失行など）
- 失認－感覚障害などがないのに，視覚，聴覚などを通じて対象物を判断できない状態（視覚失認，聴覚失認，左半側空間無視など）

(3) **リハビリテーション**

① 急性期

ポジショニング，呼吸管理，関節可動域の維持，座位練習
神経筋再教育，非麻痺側筋力維持，増強運動，ADL 訓練
精神面への配慮など

② 回復期

運動療法：関節可動域運動，基本動作練習（座位→立位→歩行）
作業療法：ADL 練習
言語療法：発声，嚥下練習
環境調整（住宅改修，福祉用具導入）

精選問題

問題21 脳卒中右片麻痺患者を診たときに留意する症状はどれか。2つ選べ

1．失語症
2．半側空間無視
3．観念運動失行
4．着衣失行

解説

1．失語症は右片麻痺患者で多くみられる。
2．半側空間無視は左片麻痺患者に多くみられる。
3．観念運動失行は右片麻痺患者に多くみられる。
4．着衣失行は左片麻痺患者に多くみられる。

問題22 75歳の男性。高血圧の既往歴がある。2か月前に左脳出血発症。中等度の片麻痺と右半身の感覚障害を認めるが，T字杖使用し介助歩行が可能となっている。2日前から右手指のむくみ，熱感および右肩の痛みが出現している。考えられるのはどれか

1．視床痛
2．深部静脈血栓症
3．肩手症候群
4．異所性骨化

解説 ……………………………………………………………………

肩手症候群は肩と手の強い疼痛，手指のむくみなどを伴う運動障害が特徴で，反射性交感神経性ジストロフィー（RSD）として考えられている。

問題23　68歳の女性。夫と２人暮らし。１か月前に脳梗塞を発症し，右片麻痺である。全身状態は安定し，ブルンストロームステージは上肢2，手指1，下肢５である。今後のリハビリテーションで適切なのはどれか。２つ選べ

１．車いす中心の生活がゴールになる
２．片手動作訓練が必要である
３．手段的日常生活活動の訓練が必要となる
４．退院後は車いす移動スペースがある住居への引っ越しを促す

解説 ……………………………………………………………………

ブルンストロームステージ下肢５は分離運動が可能であるから，歩行練習を行い，杖使用で歩行可能になる可能性がある。よって，車いす中心の生活を指導するのは，現時点では適切ではない。

〈解答〉

問題21－１．，３．　問題22－３．　問題23－２，３．

試験によく出る重要ポイント

脊髄損傷

(1)脊髄損傷の好発部位と原因

① 部位－頸椎，胸椎，腰椎，仙椎
② 原因－交通事故，転落，スポーツ外傷など
③ 脊髄障害高位表示法－リハビリテーションの立場からは残存機能高位表示法が適切で，たとえば第５頸髄損傷とは第５頸髄節の機能は残り，第６頸髄以下の機能が消失していることを表すものである。

(2)**症状・合併症**

① 呼吸障害

C_3損傷－人工呼吸器が常時必要

C_4損傷－横隔膜呼吸は残存

② 排尿・尿路障害

脊髄ショック期－完全尿閉

脊髄ショック期が過ぎると，排尿中枢より上の損傷では自動膀胱，下の損傷では自律膀胱となる。

③ 消化器・腸管障害

④ 循環障害・肺塞栓

⑤ 自律神経障害（体温調整など）

⑥ 痙性（脊髄ショックが回復した後，痙性が出現する）

⑦ 疼痛（神経根性，知覚脱失性，内臓痛，精神的疼痛）

⑧ 褥瘡

⑨ 骨・関節疾患（骨萎縮，異所性骨化）

⑩ 性機能障害

(3) リハビリテーション

① 急性期－ポジショニング，肺理学療法，関節可動域運動，自動運動，自動介助運動

② 離床期

理学療法

車いす練習：移乗動作練習，車いす駆動練習

マット上動作練習：寝返り，起き上がり，座位バランス，プッシュアップ

歩行練習：平行棒歩行練習，杖歩行練習

作業療法

C_5損傷－BFO，腕つり，手関節背屈保持装具

C_6損傷－機能的把持装具

C_7損傷－短対立装具

自助具の使用

精選問題

問題24　脊髄損傷患者に対する起立台の使用目的で正しいのはどれか

1．感覚障害の改善
2．運動麻痺の改善
3．起立性低血圧の改善
4．異所性骨化の改善

解説

脊髄損傷患者の起立性低血圧の改善を目的に，起立台を使用して徐々に起立練習を行っていく。

問題25　脊髄ショック期にみられるのはどれか。2つ選べ

1．涙孔反射消失
2．痙性の出現
3．自律神経反射消失
4．膀胱直腸障害

解説

脊髄ショック期には，自律神経反射消失，深部反射消失，表在反射消失，知覚脱失，膀胱直腸障害，運動麻痺などが症状としてみられる。

問題26　C_5頸髄損傷（C_5頸髄節機能残存）患者で使える筋はどれか

1．前鋸筋
2．三角筋
3．大胸筋
4．長・短橈側手根伸筋

解説（巻末資料あり）

C_5頸髄損傷患者では，三角筋，上腕二頭筋が有効となり，肩の屈曲，外転，伸展と肘屈曲が可能になる。

〈解答〉

問題24－3．　問題25－3，4．　問題26－2．

第10章

柔道整復理論

出題傾向（以下の項目とポイントは特に重要です）

1．骨　折（分類，症状，合併）
2．捻挫，脱臼（分類）
3．治療法（整復法，固定法，後治療）
4．頭部，体幹部脱臼（顎関節脱臼）
5．頭部，体幹部骨折（肋骨骨折，脊椎骨折）
6．上肢の骨折（鎖骨骨折，外科頚骨折，顆上骨折）
8．下肢の骨折（大腿骨頚部骨折）

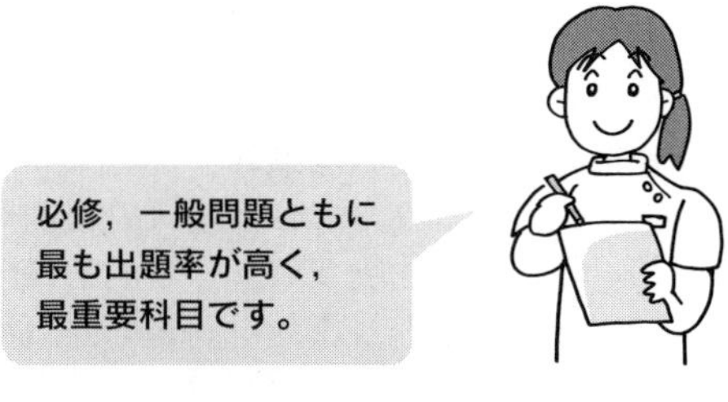
必修，一般問題ともに
最も出題率が高く，
最重要科目です。

1. 骨 折

試験によく出る重要ポイント

(1) 原因による分類

① 外傷性骨折 ② 病的骨折 ③ 疲労骨折

(2) **程度による分類**

① 完全骨折－骨の連続性が完全に断たれたもの

② 不全骨折－骨梁の連続性は断たれているが，骨全体の連続性は保たれているもの

（亀裂骨折，若木骨折，竹節骨折，急性塑性変形など）

(3) **骨折数による分類**

① 単発骨折－1本の骨が1か所で骨折したもの

② 二重骨折－1本の骨が2か所で骨折したもの

③ 重複骨折－1本の骨が3か所以上で骨折したもの

④ 多発骨折－2本以上の骨が同時に骨折したもの

(4) 外力の方向作用による分類

（屈曲骨折，圧迫骨折，捻転骨折，裂離骨折など）

(5) 骨折線による分類

（横骨折，斜骨折，螺旋骨折，粉砕骨折）

(6) 骨折部と外界の交通による分類

① 皮下骨折（単純骨折） ② 開放骨折（複雑骨折）

(7) 小児骨折の特徴

ソルターハリスの分類－type Ⅰ：骨端軟骨板の完全な分離

type Ⅱ：骨端軟骨板の分離に骨幹端の三角骨片をともなう

type Ⅲ：骨端軟骨板の分離に骨端の骨片を伴い，関節内に骨折線が及ぶ

type Ⅳ：関節面から骨端軟骨板を超えて骨幹端部にいたる縦に走る線

(8) **骨折の治癒に不利な条件**

① 骨折部に高度な軟部組織の損傷や欠損がある場合

② 骨折部の血腫が消失している場合

③ 骨片の一方，または両端の血流が悪い場合

④　骨疾患や全身疾患がある場合
⑤　高齢者および栄養状態が不良な場合
⑥　開放性骨折や細菌感染のある場合
⑦　関節包内骨折
⑧　高度の粉砕骨折
⑨　骨折端が広く離解している場合
⑩　骨折部に絶えず屈折運動，牽引力，回転力などが作用している場合

精選問題

問題1　完全骨折はどれか

1．陥没骨折
2．若木骨折
3．竹節骨折
4．亀裂骨折

解説

若木骨折，竹節骨折，亀裂骨折は不全骨折に含まれる。

問題2　骨折数による分類について誤っているのはどれか

1．重複骨折－1本の骨が3か所以上で骨折
2．単発骨折－1本の骨が1か所で骨折
3．多発骨折－2本以上の骨が同時に骨折
4．二重骨折－並列した骨が同時に骨折

解説

4．二重骨折とは1本の骨が2か所骨折することである。

問題3　骨折の癒合に有利な条件はどれか

1．骨折部の血腫が消失している場合
2．骨折端が広く離解している場合
3．海綿質の骨折の場合
4．関節包内骨折の場合

解説

3．海綿質骨折の場合，血液が豊富に存在し，骨癒合に有利に働く。

〈解答〉

問題1－1．　問題2－4．　問題3－3．

2. 捻挫・脱臼

試験によく出る重要ポイント

2－1　捻挫

(1) **捻挫の分類**

第１度：自発痛，圧痛，軽度の腫脹と疼痛による運動制限をみとめる。関節血症はない。

第２度：自発痛，圧痛，関節血症，腫脹，運動制限，軽度の関節不安定性を認める。

第３度：第２度すべての症状の程度が強く，特に関節の不安定性が特徴的である。

2－2　脱臼

(1) 発生頻度

外傷性脱臼は青壮年男子に多発する。

肩関節に多発し，次に肘関節，顎関節，肩鎖関節などが多い。

(2) **脱臼の分類**

① 外傷性脱臼－肩関節に多く，関節包外脱臼になることが多い。

② 病的脱臼－関節に基礎的疾患があって，わずかな外力で脱臼するもの。(関節包内脱臼)

(3) 関節相互の位置による分類

① 前方脱臼，後方脱臼－顎関節，膝関節脱臼は前方脱臼が多い。肘関節脱臼は後方脱臼が多い。

② 上方脱臼，下方脱臼－肩鎖関節脱臼は，上方脱臼が多い。

③ 中心性脱臼－股関節に多い。

(4) 脱臼数による分類

① 単数脱臼－１か所の関節で脱臼したもの

② 複数脱臼（二重脱臼）－１つの骨の近位と遠位２か所で脱臼した

もの

③　多発脱臼－2か所以上の関節が同時に脱臼したもの

(5)脱臼部と創部との交通の有無による分類

①　閉鎖性脱臼　　②　開放性脱臼

(6)外力の働いた部位による分類

①　直達性脱臼－骨折を伴うことが多い。

②　介達性脱臼－外傷性の大部分は介達外力で起こる。

(7)脱臼の時期による分類

①　先天性脱臼－股関節に多い　　②　後天性脱臼

(8)脱臼の経過による分類

①　新鮮脱臼－発生から数日以内

②　陳旧性脱臼－発生から数週間以上経過

(9)脱臼の頻度と機序による分類

①　反復性脱臼－外傷性脱臼に多く，脱臼を繰り返すもの。肩関節，顎関節に多い。

②　習慣性脱臼－明らかな外傷の既往がなく発生する。顎関節，膝蓋骨に多い。

③　随意性脱臼－患者自身によって脱臼を起こし，また元に戻るもの。第一中手指節関節に多い。

精選問題

問題4　関節の靱帯損傷第１度にみられないのはどれか

1．圧痛
2．腫脹
3．疼痛
4．関節血症

解説

第１度では関節血症はみられない。

問題5　脱臼で誤っているのはどれか。２つ選べ

1．先天性脱臼は股関節に多い
2．反復性脱臼は肩関節に多い
3．中心性脱臼は肩関節に多い
4．習慣性脱臼は中手指節関節に多い

解説

1．先天性脱臼は股関節に多くみられる。
2．反復性脱臼は外傷性脱臼に続発し，肩関節，顎関節に多い。
3．中心性脱臼は股関節で多く，関節包内脱臼である。
4．習慣性脱臼は明らかな外傷がなく発症するもので顎関節，膝蓋骨に多い。

問題6　誤っているのはどれか

1．直達性脱臼は骨折を伴うことが多い
2．先天性脱臼は股関節に多くみられる
3．陳旧性脱臼は脱臼後３カ月以上経過したものをいう
4．同側の胸鎖関節と肩鎖関節の同時脱臼は二重脱臼に分類される

解説

3．陳旧性脱臼とは脱臼の発生から数週間経過しているものをいう。

〈解答〉

問題4－4．　問題5－3，4．　問題6－3．

3. 治療法

試験によく出る重要ポイント

整復，固定，後療法に分けられる。

(1) 整復法

① 骨折の整復法の一般的原則

- 長骨骨折の場合は，近位骨片の長軸方向に十分な牽引力を加える。
- 骨片転移を生理的状態に戻す方向に力を加える。
- 小児骨折の整復では骨膜損傷を把握し，損傷していない骨膜を利用する。
- 近位骨片の位置に応じて，遠位骨片を合わせる。

② **牽引法の分類**

- 牽引直圧整復法　・屈曲整復法　・牽引整復法

③ 脱臼の整復法の一般的原則

- 末梢牽引を行って筋の緊張を取り除く。
- 脱臼の発生した経路の逆に操作する。
- 関節包の裂孔部から整復する。

④ 脱臼の整復法の分類

- 梃子（てこ）作用を応用した方法　・牽引作用を応用した方法

⑤ **軟部組織損傷の初期処置**

RICE 処置（安静，冷却，圧迫，挙上）を原則とする。

(2) 固定法

① 固定法の目的

- 骨折，脱臼などの整復位保持と再転位の防止
- 患部の安静保持
- 変形の防止と矯正

② 固定の肢位－機能的肢位（良肢位）に固定すること

③ 固定の範囲－患部を中心とした上下各 1 関節を含めた範囲を固定

④ 固定の材料－硬性：金属副子，副木，合成樹脂副子，ギプス

軟性：巻軸帯，三角巾，絆創膏，ガーゼ，綿花，
サポーター

⑤ 後療法（手技療法，運動療法，物理療法）

(3)後療法

① 手技療法

・軽擦法（けいさつほう） ・強擦法 ・揉捏法（じゅうねつほう） ・叩打法（こうだほう） ・振戦法 ・圧迫法
・伸長法

② **運動療法**

・等尺性収縮 ・等張性収縮（求心性収縮，遠心性収縮）
・等速性収縮

③ 物理療法

・電気療法 ・寒冷療法 ・光線療法 ・温熱療法 ・脊椎牽引療法

精選問題

問題7　屈曲整復法の目的はどれか。2つ選べ

1．整復動作を阻害する筋の緊張を取り除く
2．短縮転位の除去困難な横骨折に適応する
3．持続的牽引力を与える
4．側方転移に対して強制力を発揮する

解説

屈曲整復法は，短縮転位の除去困難な横骨折に適応し，筋の緊張が強く整復を妨害している筋の起始と停止を近づけることによって，短縮の除去を行う。

問題8　軟部組織損傷の初期処置で誤っているのはどれか

1．安静　2．挙上　3．冷却　4．牽引

解説

筋，靱帯などが損傷したときはいかに早く初期処置（RICE 処置）を行うかが重要になる。RICE 処置とは rest（安静），icing（冷却），compression（圧迫），elevation（挙上）である。

問題9　関節運動を伴わないのはどれか

1．等尺性収縮　2．等速性収縮　3．求心性収縮　4．遠心性収縮

解説

1．筋の収縮時に筋の長さが一定で関節運動が起きないもの
2．筋の収縮速度が一定の関節運動
3．筋収縮時に筋の起始と停止が近づく状態
4．筋収縮時に筋の起始と停止が離れる状態

〈解答〉

問題7－1，2．　問題8－4．　問題9－1．

4. 頭部・体幹部脱臼

試験によく出る重要ポイント

顎関節脱臼

(1) 概念－①関節包の損傷がなく脱臼する（関節包内脱臼）
②女子に多い

(2) 分類－①前方脱臼（両側，片側）②後方脱臼③側方脱臼

(3) 顎関節前方脱臼－極度の開口時に関節頭が関節結節を超え，前方に転位し，外側靱帯，咬筋（こうきん），外側翼突筋の牽引により固定される。

(4) 症状－①開口位で閉口不能　②下顎歯列は，上顎歯列の前方に転位する　③耳の前方に陥没した関節窩を触れ，関節頭は頬骨弓下にあり　④弾発性固定　⑤頬は扁平　⑥骨折を伴うことは少ない

(5) 顎関節後方脱臼－下顎は後方に移動する。開口不能。下顎骨折や，外耳道壁の骨折を合併することがある。

(6) 顎関節側方脱臼－多くの場合は下顎骨骨折を合併する。

精選問題

問題10　顎関節脱臼で誤っているのはどれか

1．女性に多くみられる　　2．片側脱臼では下顎が変位する
3．後方脱臼が多い　　4．閉口不能となる

解説

3．顎関節は開口時側頭骨に対して前方に移動するため前方脱臼が多い。

〈解答〉

問題10－3．

5. 頭部・体幹部骨折

試験によく出る重要ポイント

肋骨骨折

(1) 発生機序－直達外力（胸郭内方に向かって屈曲し骨折する）
介達外力（圧迫骨折が多い）

(2) 好発部位－第５～８肋骨（特に第７肋骨に多い），第１，２，浮遊骨の骨折は稀である。

(3) 症状－疼痛（深呼吸，咳，くしゃみで出現），介達痛は，胸郭の前後，左右を圧迫すると出現，レントゲンでは骨折を確認できない場合が多い。

(4) 合併症－①胸壁動揺（動揺性胸郭）　②外傷性気胸　③血胸　④外傷性皮下気腫

(5) 固定法－絆創膏固定（息を完全に吐ききった状態のときに，前後正中線を超え健側に始まり健側に終わる範囲に貼付する）

精選問題

問題11　肋骨骨折で誤っているのはどれか

1．直達外力で生じた骨片は外方へ転位する
2．単純エックス線検査で認められないことがある
3．肋軟骨の損傷は骨軟骨境界部に多い
4．介達外力による損傷は圧迫骨折が多い

解説

1．直達外力で生じた骨片は外力と同じ方向に転位する。

〈解答〉

問題11－１．

6. 上肢の骨折

試験によく出る重要ポイント

鎖骨骨折

(1) 特徴

多くは介達外力で発生。小児の場合は不全骨折の頻度が高く，自家矯正され予後良好。青壮年の場合は第3骨片を生じる場合があり，変形治癒もみられる。

(2) 分類－①鎖骨中1／3骨折　②鎖骨外側1／3骨折
　③鎖骨内側1／3骨折

(3) 転位－近位骨片（上方やや後方に転位する），遠位骨片（下垂する）

(4) 症状－①頸部をやや患側に傾け患側の肩は下垂する　②骨折部の腫脹，変形，限局性圧痛が著明　③短縮転位により肩幅が狭く見える　④上肢を十分に挙上できない

(5) 整復法－①臥位整復法　②座位整復法（小児は自家矯正力が旺盛なため整復は必要ない）

(6) 固定法－①セイヤー絆創膏固定法　②デゾー包帯固定法　③8字帯固定法　④厚紙副子固定法　⑤T字状木製固定法　⑥バンド固定法　⑦ギブス固定法　⑧リング固定法

(7) 合併症－①神経血管障害　②変形治癒　③偽関節　④関節症

(8) 保存療法の限界点－①鎖骨外1／3部骨折での烏口鎖骨靭帯の断裂合併例では近位骨片が上方に浮き，骨癒合が不能となる　②粉砕骨折などで整復不可能なもの　③開放性骨折　④神経，血管損傷を伴うもの

上腕骨近位端部骨折

上腕骨外科頚骨折

(1) 特徴

高齢者に好発し，介達外力によることが多い。外転型，内転型に分かれる。

(2) 発生機序－①直達外力　②介達外力（肩関節外転位で転倒し外転型骨折が多い）

(3) 症状

骨折による血腫が著明。肩関節は血腫のため膨張して変形する。

(4) 鑑別

外転型骨折は肩関節前方脱臼の外観と類似する（両者とも肩関節軽度外転位になるため）。上腕骨外科頚骨折では前方脱臼時にみられる三角筋の膨隆消失は認められない。皮下出血斑は日数とともに上腕内側部から前胸部に出現する。肩関節の運動は大いに制限される。

(5) 転位－外転型骨折：近位骨片は軽度内転位，遠位骨片は軽度外転位，骨折部は前内方凸。

(6) 変形－内転型骨折：近位骨片は軽度外転・外旋位，遠位骨片は軽度内転位。骨折部は前外方凸型，骨頭は外転するため肩峰と大結節は接近する。

(7) 固定法－外転型：内転位固定

内転型骨折：外転位固定，骨癒合に4～6週間を要する。

(8) 後療法

機能障害を避けるためにできるだけ早期から等尺性運動，コッドマン体操，棒体操，滑車運動を実施する。

(9) 合併症－①肩関節脱臼　②血管損傷（腋窩動脈）　③神経損傷（腋窩神経）　④肩関節拘縮

上腕骨遠位端部骨折（じょうわんこつえんいたんぶこっせつ）

上腕骨顆上骨折（じょうわんこつかじょうこっせつ）

(1) 特徴

幼少期（ピークは6～7歳）に好発する。

(2) 分類－①伸展型骨折（多発）：肘関節伸展位で手を衝いて倒れた場合

に，肘関節部に強力な前方凸型の屈曲力が作用して骨折する　②肘関節屈曲型：肘関節屈曲位で肘部を衝いて倒れた際

(3)骨折線と骨片転移－①伸展型：骨折線は前方から後上方に走行，骨片転移は遠位骨片は近位骨片の後上方に転位　②屈曲型：骨折線は後方から前上方に走行，骨片転移は遠位骨片は前上方に転位する。

(4)症状－①腫脹，疼痛，機能障害，異常可動性，軋轢音　②変形　③神経損傷（正中，橈骨，尺骨神経で，特に正中，橈骨神経に多い）

(5)肘関節後方脱臼との鑑別－①年齢（骨折：幼少年，脱臼：青壮年）②他動運動（骨折：異常可動性，脱臼：弾発性抵抗）③ヒューター線（骨折：肘頭正常位，脱臼；肘頭高位）④ヒューター三角（骨折：乱れない，脱臼：乱れる）⑤上腕長（骨折：短縮，脱臼：不変）

(6)整復前の注意
神経損傷，血管損傷の検査

(7)固定法－伸展型：肘関節90～100°屈曲位，前腕回内位で肩からMP関節を含めてギブス副子，副子を用いて固定する。

(8)後遺症－①阻血性拘縮（フォルクマン拘縮）　②骨化性筋炎　③屈伸障害，特に屈曲障害　④形態的変形（内反肘）

上腕骨外顆骨折（じょうわんこつがいかこっせつ）

(1)特徴－①幼少期に多く，肘関節周辺の骨折では顆上骨折の次に多い　②小児骨折で最も偽関節を形成しやすい　③成長障害で内・外反肘（遅発性尺骨神経麻痺をきたす）の後遺症がある。

(2)発生機序
肘関節伸展位で手掌を衝いて，転倒の際に肘関節に内転力が働き発生する（pull off 型）。
手掌面に受けた外力が橈骨を経て外顆に誘導され，橈骨頭に突き上げられて発生する（push off 型）。

(3)骨片転移
外顆骨片は，伸筋群に引かれて前外側へ転位する。回転転位するもの

があり，観血的療法の絶対的適応である。

(4)症状
腫脹（肘関節外側部に著明）

(5)固定法－①固定肢位：肘関節約80°，前腕回外位　②固定期間：約5週間　③固定範囲：上腕近位端部よりMP関節まで

(6)後遺症－①偽関節　②変形治癒(外反肘変形)　③遅発性尺骨神経麻痺

上腕骨内側上顆骨折（じょうわんこつないそくじょうかこっせつ）

(1)概念－①少年期，思春期に多い　②関節包外骨折である　③肘関節脱臼や尺骨神経麻痺を合併することがある。

(2)発生機序－①介達外力（急激な外転，外反力が強制的に起こり発症する）②肘関節脱臼に合併して起こる　③直達外力での受傷はまれである

(3)骨片転移－①前腕屈筋，回内筋の牽引作用により，骨片は通常前下方へ転位する　②まれに肘関節包内に骨片が介在することがある（観血療法適応）③12～15歳では骨端線離開の形を呈する

精選問題

問題12　鎖骨骨折の後遺症でないのはどれか

1．偽関節　2．変形治癒　3．肩甲上神経麻痺　4．外傷性関節症

解説

3．鎖骨骨折では肋鎖関節が狭小化しやすく，腕神経叢損傷の危険性は高い。が，上肢の重みで肩甲骨が下垂するので肩甲上麻痺の危険性は少ない。

問題13　上腕骨外科頚外転型骨折で正しいのはどれか

1．直達外力によって多発する　2．幼少期に多い
3．遠位骨片は後外方へ転位する　4．内転型骨折と比較して多発する

解説

1．肘や手を衝き転倒する介達外力によって多発する。
2．高齢者に多い。

3．遠位骨片は前内上方に転位する。

問題14　転移のある上腕骨外科頸骨折で誤っているのはどれか

1．外転型は三角筋の膨隆がなくなる
2．上肢の挙上は不可能である
3．外転型は上腕軸が外転位を取る
4．皮下出血が上腕から胸部にかけて出現する

解説

1．上腕骨外科頸骨折では，肩関節前方脱臼時にみられる三角筋の膨隆消失は認められない。

問題15　上腕骨顆上骨折について誤っている組み合わせはどれか

1．他動運動－異常可動性
2．ヒューター線－正常
3．好発年齢－幼少年
4．上腕長－不変

解説

4．上腕長は短縮する。

問題16　小児の骨折で偽関節発生頻度が高いのはどれか

1．上腕骨顆上骨折
2．ガレアッチ骨折
3．上腕骨外顆骨折
4．上腕骨遠位端離開

解説

上腕骨外顆骨折は小児の骨折の中で一番偽関節を発症しやすい疾患である。

問題17　上腕骨外顆骨折で誤っているのはどれか

1．内反力で pull off 損傷が発生する
2．ソルターハリス分類ではⅣ型が多い
3．外反肘を呈しやすい
4．橈骨神経麻痺を起す

解説

4．外反肘変形により遅発性尺骨神経麻痺を呈することがある。

〈解答〉

問題12－３．　問題13－４．　問題14－１．　問題15－４．　問題16－３．　問題17－４．

試験によく出る重要ポイント

前腕骨遠位端骨折（ぜんわんこつえんいたんこっせつ）

橈骨遠位端部骨折（とうこつえんいたんぶこっせつ）

(1) 概念

①幅広い年齢層で発生　②幼少期では若木骨折や竹節状骨折が多い③高齢者では粉砕骨折や多発骨折が多い。

(2) 分類

①遠位端部骨折（伸展型骨折－コーレス骨折，屈曲型骨折－スミス骨折，逆コーレス骨折）②橈骨遠位骨端線離開③辺縁部骨折（バートン骨折，ショウファー骨折）

コーレス骨折（橈骨遠位端部伸展型骨折）

(1) 発生機序

手掌を衝いて転倒時の介達外力によって発生することが多い。

(2) 症状

①骨折線の走行（手関節の1～3㎝上の掌側から，斜めに背側方向へ走る）　②遠位骨片の転位（背側転位，橈側（とうそく）転位，短縮転位，捻転転位（回外）を呈する　③変形（背側転位が強度：フォーク状変形，橈側転移が強度：銃剣状変形）　④腫脹（受傷後数時間で手指まで出現する）⑤機能障害（手関節の運動制限）

(3) 固定法

肢位：肘関節90°屈曲位，前腕回内位，手関節軽度屈曲位，軽度尺屈位，範囲：肘関節を含みMP関節の手前まで固定を施行する。

(4) 合併症

①尺骨遠位端部骨折　②遠位橈尺関節脱臼及び不全脱臼　③長母指伸筋腱断裂　④変形治癒（橈骨傾斜角の減少，掌側（しょうそく）傾斜角の減少，橈骨短縮，橈骨遠位端骨端線損傷による成長障害，橈骨・尺骨・正中神経麻痺，前腕の回旋障害，反射性交感神経性ジストロフィー「RSD」，手根管症候群

スミス骨折（橈骨遠位端部屈曲型骨折）

(1) 概念

発生機序－手関節を屈曲して，手背を衝き転倒の際に受傷。橈骨遠位端部に強い背側凸型の屈曲力が働き発生する。

(2)症状

①遠位骨片の転位（掌側転位，橈側転位，短縮転位，捻転（回内）転移を呈する　②変形

(3)整復法

橈骨動脈損傷に注意して整復する。

(4)固定法

肢位：肘関節90°屈曲位，前腕回外位，手関節軽度伸展位，軽度尺屈位

辺縁部骨折（掌側バートン骨折，背側バートン骨折）

(1)種類

橈骨遠位端骨折のうち，骨折線が橈骨遠位端関節面の背側または掌側におよんだものをバートン骨折という。

(2)背側バートン骨折と掌側バートン骨折の違い－①背側バートン骨折（変形：コーレス骨折様，受傷機転：コーレス骨折と同様，整復肢位：回外位で操作，固定：回外位，背屈位）
②掌側バートン骨折（変形：スミス骨折様，受傷機転：スミス骨折と同様，整復肢位：回内回外中間位で操作，固定：回内回外中間位，掌側位）

精選問題

問題18　コーレス骨折と同様の機序で発生するのはどれか

1．スミス骨折
2．ショーファー骨折
3．背側バートン骨折
4．掌側バートン骨折

解説

コーレス骨折は，手掌を衝いて転倒時（手関節背屈位，前腕回内位）の介達外力によって発生することが多い。背側バートン骨折もコーレス骨折と同様に手掌を衝いて転倒した際に発生する。

問題19　コーレス骨折で誤っているのはどれか

1．背側転位が強いとフォーク状変形を呈する
2．高齢者では粉砕骨折となりやすい
3．腫脹は手背手指にまで及ぶ
4．近位橈尺関節脱臼を合併しやすい

解説

1．橈側転位が強いと銃剣状変形を呈する。
2．小児では若木骨折や竹節状骨折となりやすい。
3．腫脹は受傷後数時間で手指まで及ぶ。
4．遠位橈尺関節脱臼および不全脱臼を合併しやすい。

問題20　スミス骨折で誤っているのはどれか

1．橈骨遠位端部に背側凸の力が働いて骨折する
2．遠位骨片は橈側転移を呈する
3．橈骨動脈損傷に注意して整復する
4．前腕回内位で固定する

解説

4．固定は肘関節90°，前腕回外位，手関節軽度尺屈・背屈位で行う。

〈解答〉

問題18－3．　問題19－4．　問題20－4．

試験によく出る重要ポイント

手根骨骨折

舟状骨骨折

(1)概念－手根骨骨折中最も発生頻度が高く，舟状骨の栄養血管は背側末梢から入るので，偽関節や近位骨片に阻血性壊死をきたす可能性がある。結節部骨折では骨壊死の可能性は少ない。

(2)発生機序－ほとんどすべてが介達外力によるもので，手関節伸展と橈屈位で掌側面から外力を受けることによって発生する。

(3)分類－①結節部骨折　②遠位１／３部の骨折　③中央１／３部（腰部）の骨折（発生頻度が最も高い）④近位１／３部の骨折

(4)症状－①スナッフボックス（snuff box）部に腫脹，疼痛，圧痛を認める　②運動痛は伸展かつ橈屈に際し著明である　③第1,2中手骨の骨軸に沿っての軸圧痛がある　④握手をすると手根部に疼痛を訴える　⑤陳旧性の場合は，手関節の運動痛，運動制限，脱力感などがある。

(5)固定－肢位：手関節軽度伸展位，軽度橈屈位，手はボールを握った形で肘関節部から MP 関節の手前まで固定する。母指のみ指節間関節（IP 関節）の手前まで固定する。期間：骨折部位によって異なるが約８～12週間

(6)合併症－①橈骨手根関節の脱臼　②手根中央関節の脱臼　③橈骨遠位端部の脱臼骨折　④第１中手骨基底部の骨折（ベネット骨折）⑤月状骨脱臼　⑥橈骨手根関節捻挫

(7)難治の理由－①手関節運動，特に橈屈，尺屈運動で骨折部に剪断力が働く　②近位骨片への血液供給が断たれやすく，近位骨片が壊死に陥る　③関節包内骨折のため増量した関節液が化骨形成を妨げる。

有鈎骨鈎骨折（ゆうこうこつこうこっせつ）

(1)概念－ゴルフなどのスポーツ外傷として知られる（グリップエンド

骨折）。ゴルフクラブの先端が有鉤骨鉤部に衝突することにより鉤部骨折が発生する。

(2) 症状－有鉤骨鉤部に一致する圧痛，運動痛で，手関節の強い可動域制限はない。陳旧例では偽関節部の機械的刺激により，尺骨神経麻痺症状や環小指の屈筋腱断裂が発生することもある。

(3) 診断－本症例はスポーツ用具によって発生することが多いので，右利き患者の場合テニスでは右側に，ゴルフでは左側に発生することも診断の助けとなる。

精選問題

問題21　スナッフボックス（snuff box）の圧痛が著明な外傷はどれか

1．舟状骨骨折　　2．尺骨茎状突起骨折
3．豆状骨骨折　　4．三角骨骨折

解説

舟状骨骨折では手のスナッフボックス部に腫脹，疼痛，圧痛を認める。

問題22　手の舟状骨骨折の好発部位はどれか

1．遠位1／3　　2．中央1／3　　3．近位1／3　　4．結節部

解説

舟状骨骨折の好発部位は中央1／3である。

問題23　手の舟状骨骨折で誤っているのはどれか

1．舟状骨中央1／3の骨折が多くみられる
2．手根部橈側掌面への介達外力によるものが多い
3．近位1／3部の骨折では遠位骨片への血液供給が断たれやすい
4．母指はIP関節の手前まで固定する

解説

3．舟状骨は遠位背側面から栄養血管が入るため，骨折により近位骨片への栄養が断たれ，阻血性壊死を引き起こす可能性がある。

〈解答〉

問題21－1．　問題22－2．　問題23－3．

7. 上肢の脱臼

試験によく出る重要ポイント

肩関節脱臼

(1) 概念

最も発生頻度が高い脱臼で，成人に多発し，小児にはまれである。

(2) 発生頻度が高い理由

①上腕骨頭に比べ関節窩が極端に小さく浅いため　②関節の固定を筋肉に依存しているため　③広い可動性を持つため　④関節包や補強靭帯にゆるみがあるため　⑤体表面上の突出した部分で外力を受けやすいため

(3) 分類

①前方脱臼（烏口下脱臼，鎖骨下脱臼）②後方脱臼（肩峰下脱臼，棘下脱臼）③下方脱臼（腋窩脱臼，関節窩脱臼）④上方脱臼（烏口突起上脱臼）

前方脱臼

外傷性肩関節脱臼の97%を占める。（その中でも烏口下脱臼は95%）

(1) 発生機序

①直達外力はまれである　②介達外力（転倒して上肢を衝き，肩関節に過度の外転，外旋，伸展が加わり発生。上腕骨外科頸が肩峰に衝突して，てこの支点となって肩関節前方脱臼が発症する。

(2) 病態

①関節包断裂型　②関節唇剥離型

(3) 症状－烏口下脱臼：①肩関節約30°外転，上腕軸やや外転内旋位に弾発性固定される　②三角筋膨隆の消失に伴い肩峰の角状突出，三角筋胸筋三角（モーレンハイム窩）の消失　③肩峰下は空虚となり，烏口突起下に骨董を触知できる。

(4) 合併症

①骨折（上腕骨大結節骨折，肩甲骨関節窩縁骨折，上腕骨頭後外側の

骨軟骨欠損：ヒル・サックス損傷） ②神経損傷（腋窩神経麻痺（肩関節外転不能），筋皮神経麻痺） ③血管損傷 ④軟部組織損傷（腱板損傷，バンカート損傷）

整復法－①コッヘル法（回転法） ②ヒポクラテス法（踵骨法） ③クーパー法 ④シモン法（振子法） ⑤ドナヒュー法（吊り下げ法） ⑥モーテ法（挙上法） ⑦ゼロポジション整復法 ⑧スティムソン法（吊り下げ法） ⑨アビセンナー法（衝撃法） ⑩ホフマイスター法（垂直牽引法） ⑪シンジンガー法（回転法） ⑫ミルヒ法（挙上法）

整復阻害因子－①上腕骨大結節骨折の合併 ②上腕骨外科頚骨折の合併 ③肩甲下筋腱，上腕二頭筋腱短頭，烏口腕筋の緊張 ④断裂した関節唇，関節包や腱板の嵌入 ⑤上腕二頭筋腱長頭の嵌入

(5) 固定法

脱臼の再発防止と周囲軟部組織の早期回復促進を目的に，約 3 週間行う。

後方脱臼

(1) 分類

肩峰下脱臼と棘下脱臼からなる。

(2) 整復法－デパルマ法

上方・下方脱臼

(1) 分類

上方脱臼は烏口突起上脱臼（烏口突起の骨折を伴う），下方脱臼は腋窩脱臼，関節窩脱臼（脱臼位（挙上をした状態・110～160° 外転位）に固定される）に分けられる。

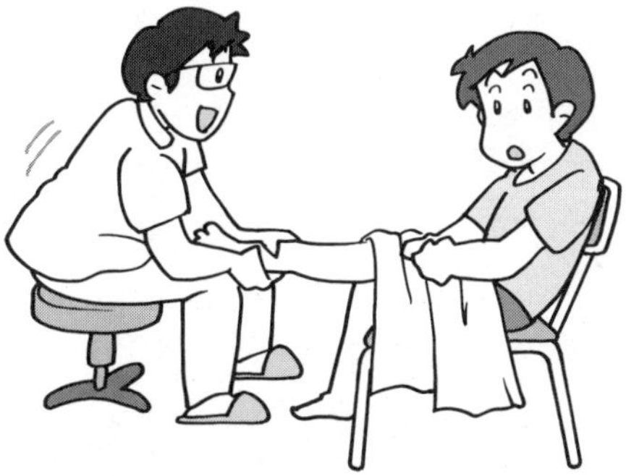

精選問題

問題24　肩関節脱臼について正しいのはどれか。２つ選べ。

１．全脱臼中，最も発生頻度が高い
２．前方脱臼は小結節骨折を合併することが多い
３．前方脱臼が約50%を占めている
４．成人に発生することが多い

解説

肩関節脱臼は最も発生頻度が高く，前方脱臼では上腕骨大結節骨折を合併することが多い。また，前方脱臼が肩関節脱臼の97%を占めており，成人に発生することが多い。

問題25　肩関節脱臼の整復法について正しい組み合わせはどれか

１．コッヘル法－振子法
２．シモン法－回転法
３．シンジンガー法－吊り下げ法
４．ホフマイスター法－垂直牽引法

解説

１．コッヘル法は回転法である。
２．シモン法は振子法である。
３．シンジンガー法は回転法である。

問題26　肩関節前方脱臼で正しいのはどれか

１．三角筋の膨隆は消失しない
２．肩峰が角状に突出する
３．上腕は内転位をとる
４．弾発抵抗はみられない

解説

１．三角筋部の膨隆は消失する。
３．上腕は外転・内旋位をとる。
４．弾発性抵抗がみられる。

〈解答〉

問題24－１，４．　問題25－４．　問題26－２．

試験によく出る重要ポイント

肘関節脱臼

(1) 概念

青壮年に好発し，発生頻度は肘関節後方脱臼が多い。

(2) 分類

①肘関節脱臼：後方脱臼（多発），前方脱臼（まれ，肘頭骨折を併発する），側方脱臼（まれ，外側脱臼，内側脱臼），分散脱臼（まれ，前後型，側方型） ②単発脱臼：尺骨脱臼（まれ，後方脱臼），橈骨脱臼（尺骨骨幹部骨折に伴って起こる，モンテギア脱臼骨折） ③肘内障

肘関節後方脱臼

(1) 発生機序

①直達外力はまれである ②介達外力：肘関節の過伸展矯正により，肘頭の上縁が肘頭窩に衝突する。肘頭がてこの支点となり，上腕骨遠位端を前方に押し出す。その際，強い張力を受ける関節包の前面が断裂する。

(2) 症状

①激しい疼痛（連続的脱臼痛） ②肘関節軽度屈曲位に弾発性固定される。肘関節の自動運動が不能となる ③肘頭が後方突出する ④上腕三頭筋腱が緊張して索状に触知される ⑤ヒューター線が乱れる（肘頭高位） ⑥前腕が短縮 ⑦神経損傷を伴うことがある ⑧腫脹

(3) 整復法

肘頭圧迫屈曲整復法

(4) 固定法

範囲：上腕骨近位端からMP関節の手前（手関節）まで，肢位：肘関節直角位，前腕回内回外中間位，期間：３週間で固定除去

(5) 後療法

①１週間は安静 ②固定に含まれない肩，手指の関節は固定後すぐに自動運動を行わせる。

(6) 合併症

①骨折（上腕骨内側上顆骨折，上腕骨外顆骨折，尺骨鉤状突起骨折，

橈骨頭骨折）②神経損傷（正中神経損傷，橈骨神経損傷，尺骨神経損傷）③外傷性骨化性筋炎　④側副靭帯損傷　⑤後・回旋不安定症

肘関節前方脱臼

まれな脱臼で，多くは肘頭の骨折を伴う。

肘関節側方脱臼

側方脱臼はまれであり，内側より外側の脱臼が多い。

肘内障

(1)発生頻度

学齢前，2～4歳の頃に特有の疾患で性差はない。

(2)病態

橈骨頭が輪状靭帯から逸脱しかけた状態（輪状靭帯外亜脱臼）

(3)症状

①上肢を下垂し前腕回内位のまま動かさなくなる　②肘関節の腫脹はない　③前腕の回外運動の制限　④レントゲンでは異常所見は出現しない。

(4)整復法

術者の母指を橈骨頭に当てて肘関節を把持し，前腕を回内　または回外すると橈骨頭に軽いクリック音を触知し整復される。

(5)固定法

肘屈曲位で巻軸包帯固定。

精選問題

問題27　肘関節脱臼について正しいのはどれか

1．後方脱臼の多くは肘頭骨折を合併する
2．分散脱臼は前後型と側方型がある
3．後方脱臼は幼少年者に多い
4．鉤状突起の骨折を合併することはない

解説

1．前方脱臼の多くは肘頭骨折を合併する。
3．青壮年に好発する。
4．尺骨鉤状突起骨折の併発は発生頻度が高い。

問題28　肘内障について正しいのはどれか

1．腕尺関節の亜脱臼である
2．前腕は回外位を呈する
3．肘関節の腫脹が著明である
4．5歳児以下に多発する

解説

1．輪状靭帯外亜脱臼である。
2．前腕は回内位を呈する。
3．肘関節の腫脹はみられない。
4．母親などが急に子供の手を引くことによって，橈骨が末梢に引かれ発症する。

問題29　肘関節後方脱臼で正しいのはどれか

1．肘関節外側側副靭帯が断裂している
2．成人では橈骨頭部骨折を合併することが多い
3．前方に突出した上腕骨滑車で正中神経損傷を伴う
4．小児では上腕骨外側上顆骨折を伴うことが多い

解説

1．肘関節内側側副靭帯が断裂し脱臼が発生する。
2．成人では橈骨頭部骨折を合併することが多い。
4．小児では上腕骨内側上顆骨折を伴うことが多い。

〈解答〉

問題27－2．　問題28－4．　問題29－3．

8. 下肢の骨折

試験によく出る重要ポイント

大腿骨頸部骨折

(1)分類

骨折部位によって内側骨折（関節包内骨折）と外側骨折（関節包外骨折）に分けられる。内側骨折には骨頭下骨折と中間部骨折があり，外側骨折には転子間骨折（てんしかんこっせつ）と転子貫通骨折がある。また，骨折型では内転型骨折（骨折部は内反股）と外転型骨折（骨折部は外反股）がある。

大腿骨頸部内側骨折

(1)発生機序

転倒し大転子部を打った場合に骨折することが多い。ほとんどが内転型骨折である。

(2)症状

①起立不能，背臥位では下肢挙上不能　②嚙合（こうごう）骨折は外転型骨折に多く歩行可能なこともある　③下肢の短縮（棘果長（きょくかちょう）は短縮する）　④下肢は外旋位となる　⑤腫脹（内側骨折では関節包内骨折のため腫脹は著明ではないが，外側骨折では著明）　⑥疼痛（大転子部より叩打で出現，踵骨部より大腿長軸圧を加えると股関節部に出現）

(3)骨癒合が困難な理由

①大腿骨頸部は骨膜性化骨の形成に乏しい　②大腿骨頭を養う栄養血管が骨折によって絶たれると，骨頭の骨細胞は大腿骨頭無腐性壊死を起こす　③骨癒合に不利な力学的影響が働くため　④整復位の保持困難

(4)手術適応

大腿骨頸部内側骨折は観血療法の絶対的適応である。

(5)合併症

①大腿骨頭壊死　②偽関節，遷延治癒（せんえんちゆ）　③長期臥床後に沈下性肺炎，褥瘡などが起こる　④総腓骨神経麻痺　⑤トレンデレンブルグ徴候

(6)Pauwelsの分類（骨折線が水平線となす角度で分類）

第 1 度骨折：30°以下，骨製癒合に有効に働く
第 2 度骨折：30～70°，骨折面には剪力（せんりょく）が働くため骨製癒合は困難
第 3 度骨折：70°以上，治癒条件は第 2 度骨折より不良

(7) Garden の分類
Stage 1：不全骨折（複合外転型骨折も含む）
Stage 2：完全骨折で転位のないもの
Stage 3：完全骨折で部分的転位（軽度の転位）を伴う
Stage 4：完全骨折で完全転位（高度の転位）を伴う

大腿骨頸部外側骨折

(1) 症状
①外傷後ただちに起立歩行不能となる　②下肢短縮，外旋する　③腫脹　④大転子部に疼痛，圧痛が出現

大腿骨小転子単独骨折

(1) 検査法
ルドロフテスト

精選問題

問題30　大腿骨頸部内側骨折はどれか。2 つ選べ

1．中間部骨折
2．転子間骨折
3．転子貫通骨折
4．骨頭下骨折

解説

内側骨折には，骨頭下骨折と中間部骨折がある。

問題31　大腿骨頸部骨折のガーデンの分類で正しいのはどれか

1．Ⅰ型は不全骨折で転位のないもの
2．Ⅱ型は不全骨折で転位のあるもの
3．Ⅲ型は完全骨折で転位のないもの
4．Ⅳ型は完全骨折で転位軽度なもの

解説

　ガーデンの分類Ⅰ型は不全骨折で転位のないもの，Ⅱ型は完全骨折で転位のないもの，Ⅲ型は完全骨折で転位軽度なもの，Ⅳ型は完全骨折で転位高度なもの。

問題32　大腿骨頸部内側骨折で誤っているのはどれか

1．外側骨折に比べて関節周辺の腫脹は少ない
2．棘果長に変化はないが転子果長に短縮がある
3．踵部から加えた大腿長軸への介達痛がみられる
4．嚙合骨折では歩行不能な場合がある

解説

2．棘果長は健側に比べ短縮する。転子果長は変化しない。

問題33　大腿骨頸部内側骨折の骨癒合が困難な理由として誤っているのはどれか

1．骨膜性化骨の形成に乏しい
2．大腿骨骨頭の栄養血管が骨折によって断たれる
3．大腿骨頸部の形態的特徴により固定が難しい
4．骨折面に圧迫力が作用しやすい

解説

　大腿骨頸部内側骨折は骨折面に剪断力が働くため，骨癒合が困難となる。

〈解答〉

問題30－1，4．　問題31－1．　問題32－2．　問題33－4．

9. 下肢の脱臼

試験によく出る重要ポイント 重要

股関節脱臼

(1) 概念

交通事故で発生することが多く，ほとんどが後方脱臼（腸骨脱臼，坐骨脱臼）である。後方脱臼の半数以上に寛骨臼骨折，大腿骨頭骨折，大腿骨頸部骨折を併発する。

(2) 分類

①後方脱臼（腸骨脱臼，坐骨脱臼） ②前方脱臼（恥骨上脱臼，恥骨下脱臼） ③中心性脱臼

後方脱臼

(1) 発生機序

①股関節の屈曲，内転，内旋が強制。介達外力による発生が多い

②脱臼時に大腿骨頭靭帯は断裂するのが一般的である。

(2) 症状

①脱臼後股関節は屈曲，内転，内旋位となり，その程度は腸骨脱臼では軽度で，坐骨脱臼では著明である ②大転子高位：ローザー・ネラトン線よりも大転子は2～3㎝上昇する。下肢は短縮する ③股関節部の変形：腸骨脱臼では臀部の後上方が膨隆する ④股関節部の無抵抗：スカルパ三角に大腿骨頭を触れない ⑤弾発性固定

(3) 予後

①大腿骨頭の循環障害による阻血性壊死（無腐性壊死）

②変形性股関節症

(4) 合併症

①大腿骨頭骨折，大腿骨頸部骨折，寛骨臼縁（後縁）骨折

②坐骨神経麻痺

(5) 整復法

①牽引法：術者は患肢を把持し股，膝関節を直角位にして，下肢が内

旋・外旋中間位になるよう固定する。術者は，大腿を長軸方向へ牽引する。骨頭を寛骨臼縁まで引き上げ整復音が確認できたら，牽引したまま徐々に下肢を伸展する

②回転法（コッヘル法）

前方脱臼

(1)発生機序

恥骨上脱臼は，股関節過伸展時に下肢の外転，外旋が強制され発生。恥骨下脱臼は，股関節を強く外転，外旋さらに屈曲が強制されたときに発生。

(2)合併症

恥骨上脱臼では大腿神経，大腿静脈を圧迫することがある。

(3)症状

恥骨上脱臼では患肢が，外旋，軽度外転位に固定される。鼠径部や上前腸骨棘付近に脱臼骨頭を触れる。恥骨下脱臼では，強く外転，屈曲，外旋する。脱臼骨頭は閉鎖孔の前面，内転筋下層に触れる。

中心性脱臼

(1)概念

寛骨臼底が骨折し大腿骨頭が臼底を破って骨盤内腔に向かって転位するものをいう。

股関節脱臼の後療法

(1)整復後の臼蓋と骨頭間の圧を除くために，下腿より介達牽引を行い2～3週間の安静臥床が必要である。

(2)整復後数日から，股関節の等尺性運動から同時性収縮運動を積極的に行う。

(3) 8週間は免荷歩行。

精選問題

問題34　25歳の女性。乗用車の助手席に同乗。停車中のトラックに追突した。股関節90°屈曲，内外転中間位，膝関節90°屈曲位でダッシュボードに膝部を強く打ちつけた。発生頻度が高い損傷はどれか。2つ選べ

1．股関節後方単独脱臼
2．臼蓋後縁骨折を伴う股関節後方脱臼
3．大腿骨頭骨折を伴う股関節後方脱臼
4．股関節中心性脱臼

解説

股関節脱臼は，交通事故にて発生することが多く，後方脱臼の半数以上に寛骨臼骨折，大腿骨頭骨折，大腿骨頸部骨折を合併する。よって骨折を伴う股関節後方脱臼の可能性が高い。

問題35　外傷性股関節後方脱臼で誤っているのはどれか

1．股関節に過度伸展が強制されて発生する
2．患肢は屈曲，内転，内旋位をとる
3．健側と比較して大腿は短縮して見える
4．スカルパ三角部に大腿骨頭は触れない

解説

1．股関節に屈曲，内転，内旋が強制されて起こる。

問題36　股関節後方脱臼で誤っているのはどれか

1．大腿は短縮して見える
2．ローザー・ネラトン線よりも２～３㎝大転子が上昇する
3．股関節屈曲，内転，内旋位を呈する
4．股関節の自動運動は可能である

解説

4．激痛があり，患肢の運動は不能となる。

〈解答〉

問題34－２，３．　問題35－１．　問題36－４．

10. 下肢の軟部組織損傷

試験によく出る重要ポイント

半月板損傷

(1) 概念

内側半月板損傷が多い。

(2) 発生機序

膝関節伸展位での受傷より屈曲時に，下肢の回旋が加わった場合に受傷しやすい。多くは内側側副靭帯や前十字靭帯など，他の損傷に合併する。

(3) 症状

①荷重時痛　②ロッキング，クリック，関節血腫，関節水腫，膝関節の不安定性は出現しない。

(4) 検査

①マックマレーテスト：内側半月板を調べるには膝関節を最大限に屈曲させたまま下腿を外旋させ，外側半月を調べるには下腿を内旋させる。その位置より膝関節を伸展させようとすると大腿骨顆部が損傷された半月の上を滑る際，関節裂隙（かんせつれつげき）で弾発を触知できる　②圧迫アプレイテスト

側副靭帯 損傷（そくふくじんたいそんしょう）

(1) 概念

内側側副靭帯損傷のほうが，外側側副靭帯損傷よりも頻度が高い。前十字靭帯や半月板損傷を合併することが多い。

(2) 症状

内側側副靭帯損傷では膝関節の外反動揺性が，外側側副靭帯損傷では膝関節の内反動揺性が出現する。内側側副靭帯断裂，膝蓋靭帯断裂では，膝関節に不安定性が出現する。

(3) 検査

①側方（外反・内反）動揺性テスト　②牽引アプレイテスト

(4) 治療

急性期はRICE処置を行う。膝関節の動揺性が確認できた症例は，膝関節軽度屈曲位で固定し，免荷を支持する。

前十字靭帯損傷

(1) 発生機序

単独損傷は非接触型で発生することが多く，接触型損傷では他の靭帯損傷を合併することが多い。

(2) 症状

①疼痛　②膝の不安定感　③関節血腫　④腫脹（膝蓋躍動陽性）　⑤膝関節屈曲制限

(3) 検査

①前方引き出しテスト　②ラックマンテスト　③Nテスト：脛骨に外反，内旋力を加えながらゆっくり伸展させると脛骨外側顆が20～30°付近で前方へ亜脱臼する。

(4) 症状

断裂した前十字靭帯は観血療法適応となる。断裂したまま生活すると，二次的に関節軟骨や半月板の損傷をきたす。将来的に変形性膝関節症を発症する。

後十字靭帯損傷

(1) 発生機序

膝関節屈曲位で脛骨粗面部を強打して発生する。

(2) 症状

①疼痛　②膝の不安定感

(3) 検査

①後方押し込みテスト　②後方落ち込み徴候

精選問題

問題37　半月板損傷の検査法はどれか。２つ選べ

１．側方動揺検査
２．マックマレー検査
３．ラックマン検査
４．アプレー検査

解説

１．側方動揺検査は側副靭帯損傷時の検査である。
３．ラックマン検査は前十字靭帯損傷時の検査である。

問題38　膝関節側副靭帯損傷について誤っているのはどれか

１．内側側副靭帯損傷の発生頻度が高い
２．前方引き出し徴候が陽性となる
３．完全断裂では膝の側方動揺性が著明となる
４．内側側副靭帯完全断裂では膝関節に不安定性が出現する

解説

２．前方引き出し徴候は前十字靭帯損傷時に陽性となる。

問題39　18歳の男子。サッカーの試合中に受傷し直ちに来院した。跛行が著明で，膝関節を伸展位に保持している。膝関節の腫脹が著しく，膝蓋躍動を認める。側方動揺性はないが，ラックマンテスト陽性，アプレーテスト陰性である。最も考えられる外傷はどれか

１．前十字靭帯損傷
２．内側側副靭帯損傷
３．膝蓋腱断裂
４．外側半月損傷

解説

膝関節を伸展位に保持しているということは半月板損傷ではない（半月板損傷の場合，膝の伸展不能が起こる）。また，側方動揺性がなく，アプレーテスト陰性であることから側副靭帯損傷は考えにくい。膝関節の腫脹，膝蓋躍動，ラックマンテスト陽性から前十字靭帯損傷が最も疑われる。

〈解答〉

問題37－２，４．　問題38－２．　問題39－１．

第11章

関係法規

出題傾向（以下の項目とポイントは特に重要です）

1．柔道整復師免許（免許関係）
2．医師法（免許関係，応招義務）
3．医療身分関係法規（資格についての出題），医療法について（医療提供の理念，各施設の定義と評価，管理）
6．社会保険関係法規（医療保険制度，健康保険制度）

1. 柔道整復師免許

試験によく出る重要ポイント

定義－柔道整復を業として適法に行い得る資格であり，厚生労働大臣がこれを与える。「免許を与える」とは柔道整復師名簿に登録することである。

(1) 積極的資格要件

免許を受けるためには厚生労働大臣の行う柔道整復師国家試験に合格しなければならない。

(2) **消極的資格要件**

次の各号のいずれかに該当する者には免許を与えないことがあり，また免許を既に取得している者に対しては，免許を取り消したり業務の停止を命じたりすることがある（欠格事由）。

① 心身の障害により柔道整復師の業務を適正に行う事が出来ない者として厚生労働省で定める者
② 麻薬，大麻又はあへんの中毒者
③ 罰金以上の刑に処せられた者
④ 前号に該当する者を除くほか，柔道整復の業務に関し犯罪又は不正の行為があった者

(3) 免許の申請（申請先は厚生労働大臣）以下添付書類

① 柔道整復師国家試験の合格証書の写し又は合格証明書
② 戸籍謄本若しくは抄本又は住民票の写し（日本の国籍を有しない者は外国人登録原票の写し又は外国人登録原票の記載事項証明書）
③ 精神の機能の障害又は麻薬，大麻若しくはあへんの中毒者であるかないかに関する医師の診断書

(4) **柔道整復師名簿の登録事項**

① 登録番号及び登録年月日
② 本籍地都道府県（国籍），氏名，生年月日，性別

③　試験合格の年月
④　免許の取り消し又は業務の停止の処分に関する事項
⑤　再免許の場合にはその旨
⑥　柔道整復師免許証又は柔道整復師免許証明書を書換え交付し，又は再交付した場合には，その旨並びにその理由及び年月日
⑦　登録の削除をした場合には，その旨並びにその理由及び年月日

(5) 柔道整復師名簿の訂正

名簿の登録事項のうち，本籍地都道府県名（国籍），氏名，生年月日，性別に変更を生じたときは，30日以内に，名簿の訂正を申請しなければならない。

(6) **柔道整復師名簿登録の削除**

柔道整復師が死亡し，又は失踪の宣告を受けたときは，戸籍法による死亡又は失踪の届出義務者は，30日以内に名簿の登録の削除を申請しなければならない。

(7) 免許の取り消し等

法第４条各号（欠格事由）のいずれかに該当するに至ったときは，５日以内に免許証又は免許証明書を厚生労働大臣（指定登録機関）に返納しなければならない。

精選問題

問題1　柔道整復師免許の欠格事由でないのはどれか。２つ選べ。

１．麻薬中毒者
２．罰金以上の刑に処せられた者
３．素行が不良である者
４．常習とばく者

解説

３，４は欠格事由には該当しない。

問題2　柔道整復師の免許申請に必要なのはどれか。２つ選べ

１．試験に合格したことを証明するもの
２．戸籍謄本
３．就職先の住所
４．養成施設の卒業証明書

解説

３の就職先の住所，４の養成施設の卒業証明書は免許申請に必要ない。

問題3　柔道整復師名簿登録の削除について誤っているのはどれか

１．失踪の宣告があった場合は登録削除が必要である
２．死亡した場合は登録削除が必要である
３．削除の手続きをしないと処罰される
４．申請先は厚生労働大臣である

解説

３．処罰の規定はない。

〈解答〉

問題１－３，４．　問題２－１，２．　問題３－３．

試験によく出る重要ポイント

(8)柔道整復師国家試験

① 試験の実施－柔道整復師国家試験は柔道整復師として必要な知識及び技能について，厚生労働大臣が行う。

② 受験資格－柔道整復師となるのに必要な知識及び技能を修得した者。3年以上，文部科学大臣の指定した学校，又は厚生労働大臣の指定した柔道整復師養成施設において柔道整復師となるのに必要な知識，技能を修得しなければならない。

③ 不正行為者の受験停止等－厚生労働大臣は，試験に関して不正の行為があった場合には，その不正行為に関係のある者について，受験を停止させ，又はその試験を無効にすることができる。さらにこの者については，期間を定めて試験を受けることが出来ないものとすることができる。

(9)業務

① 業務の禁止－医師である場合を除き，柔道整復師でなければ業として柔道整復を行ってはならない。

・名称独占も業務独占もしている資格・免許

医師，歯科医師，薬剤師，診療放射線技師，歯科衛生士，助産師，看護師，准看護師

・名称独占のみしている資格・免許

保健師，衛生検査技師，理学療法士，作業療法士

・業務独占のみしている資格・免許

柔道整復師，歯科技工士，はり師，きゅう師，あん摩マッサージ指圧師

② 業務範囲

・施術の制限－柔道整復師は骨折，脱臼，打撲，捻挫の患部に施術ができる（骨折，脱臼は医師の同意が必要。応急手当はこの限りではない）。

・外科手術，薬品投与等の禁止－柔道整復師は，外科手術を行い，又は薬品を投与し，若しくはその指示をする等の行為をしてはならない。

・診療放射線の扱い－医師，歯科医師又は診療放射線技師でなけ

れば，放射線を人体に照射してはならない。

③ **秘密を守る義務**－柔道整復師は，正当な理由がなくその業務上知り得た人の秘密を漏らしてはならない。

免許を取り消されるなどで柔道整復師でなくなった後においても，この業務上知り得た秘密を守る義務（守秘義務）は課せられる。

④ 都道府県知事の指示－都道府県知事は，衛生上害を生ずる恐れがあると認めるときには，柔道整復師に対し，その業務に関して必要な指示をすることができる。この指示に関して，医師の団体は都道府県知事に意見を述べることができる。

精選問題

問題4　柔道整復師法に定められた施術に関する同意で誤っているのはどれか

1．同意を得る医師に歯科医師は含まれない
2．医師が直接患者を診察し同意を得る
3．脱臼の応急手当の場合は医師への引き継ぎを要しない
4．医師の同意は個々の患者が医師から得てもよい

解説

3．応急手当の後，医師の同意を受けずに引き続き施術をすることはできない。

問題5　名称のみを独占している資格・免許はどれか

1．医師
2．柔道整復師
3．薬剤師
4．理学療法士

解説

1．医師は名称も業務も独占している資格・免許である。
2．柔道整復師は業務のみを独占している資格・免許である。
3．薬剤師は名称も業務も独占している資格・免許である。
4．理学療法士は名称のみを独占している資格・免許である。

問題6　守秘義務が刑法で定められていないのはどれか

1．医師
2．薬剤師
3．柔道整復師
4．助産師

解説

守秘義務が刑法で規定されているのは，医師，薬剤師，医療品販売業者，助産師，弁護士，公証人又はこれらの職にあった者である。

柔道整復師の守秘義務は柔道整復師法に規定されている。

〈解答〉

問題4－3．　問題5－4．　問題6－3．

試験によく出る重要ポイント

(10) 施術所

① 施術所の開設
- 届出期間－開設後10日以内
- 届出先－施術所所在地の都道府県知事
- 届出事項－開設者の氏名及び住所（法人については，名称及び主たる事務所の所在地），開設年月日，名称，開設場所，業務に従事する柔道整復師の氏名，構造設備の概要及び平面図（柔道整復師の免許を有していなくても開設できる）

② 施術所の休止，廃止又は再開
- 届出期間－休止，廃止，再開した日から10日以内
- 届出先－施術所所在地の都道府県知事

③ 罰則
- 施術所の開設，休止，廃止，再開の届出や，届出事項の変更の届出をしなかったり，又は虚偽の届出をした者は，30万円以下の罰金に処せられる。

④ 施術所の構造設備等
- 施術所の構造設備基準
- 6.6平方メートル以上の専用の施術所を有すること
- 3.3平方メートル以上の待合室を有すること

施術室は室面積の7分の1以上に相当する部分を外気に開放し得ること。ただし，これに変わるべき適当な換気装置があるときにはこの限りではない。

・施術に用いる器具，手指の消毒設備を有すること

⑤　衛生上必要な措置

・常に清潔を保つこと

・採光，照明及び換気を十分にすること

⑥　施術所に対する監督

・施術所に対する監督－施術所所在地の都道府県知事。保健所を設置する市または特別区にあっては市町又は区長

⑦　報告及び検査－都道府県知事は必要があると認めるときは，施術所の開設者若しくは柔道整復師に対し必要な報告を求めることができる。また，その職員により，施術所の構造設備若しくは衛生上の措置の実施状況を，立ち入り検査させることができる。

⑧　施術所の使用制限等－施術所の構造設備が基準に適合していないか衛生上必要な措置が講じられていないときは，都道府県知事は，施術所の開設者に対し，次の旨を命ずることができる。

・期間を定めて，当該施術所の全部又は一部の使用制限又は禁止

・当該構造設備の改善

・当該衛生上の措置を講ずべき旨

精選問題

問題７　施術所の開設届の提出先はどれか

１．厚生労働大臣　　２．都道府県知事
３．市町村長　　４．一地方厚生局長

解説

施術所の開設届は開設後10日以内に施術所所在地の都道府県知事に届出を行う。

問題８　施術所で誤っているのはどれか

１．待合室の設置は必須である
２．施術室の面積は必須である
３．換気設備の設置は任意である
４．消毒設備の設置は任意である

解説

１．待合室は3.3平方メートル以上必要である。
２．施術室は6.6平方メートル以上必要である。
３．換気設備は施術室で室面積の７分の１以上に相当する部分を外気に開放できればよく，必須ではない。
４．消毒設備の設置は必須である。

問題９　施術所への立ち入り検査について誤っているのはどれか

１．都道府県知事が犯罪捜査のために行う
２．構造設備や衛生上の措置の実施状況を立ち入り検査する
３．立ち入り検査には裁判所の許可は要しない
４．都道府県知事が指定した職員に行わせる

解説

１．立ち入り検査は犯罪捜査のためのものではない。

〈解答〉

問題７－２．　問題８－４．　問題９－１．

試験によく出る重要ポイント

(11)雑則

① **広告の制限**－柔道整復の業務又は施術所に関しては，何人も，文書その他いかなる方法によるを問わず，次に掲げる事項を除くほか，広告をしてはならない。

・柔道整復師である旨並びにその氏名及び住所
・施術日又は施術時間
・施術所の名称，電話番号及び所在の場所を表示する事項
・その他厚生労働大臣が指定する事項

② **名称の制限**

・医師法違反－医師又はこれに紛らわしい名称を用いることは禁止されている。
医をつけた名称－接骨医，整骨医，東洋医学医など
・医療法違反－病院，診療所，助産所と紛らわしい名称を附けてはならない。
違反名称－○○病院，○○診療所，○○療院，○○治療院
使用できる名称－○○接骨院，○○柔道整復院，○○ほねつぎ

(12)罰則

・**罪刑法定主義**
死刑，懲役，禁錮，罰金，拘留及び科料を主刑とし，没収を付加刑とする。なお，主刑の軽重はこの順序による。
・柔道整復師に定められる罰則

① 指定登録機関役員等の秘密保持義務違反
② 指定登録機関又は指定試験機関の業務停止命令違反
③ 1年以下の懲役又は50万円以下の罰金に処せられるもの
・不正の採点をした柔道整復師試験委員
④ 50万円以下の罰金に処せられる者
・医師以外の者で，無免許で柔道整復を業とした者
・正当な理由なしに業務上知り得た人の秘密を洩らした柔道整復師
・虚偽又は不正の事実に基づいて免許を受けた者
⑤ 30万円以下の罰金に処せられる者
・業務の停止命令違反
・医師の同意を得ずに脱臼又は骨折の患部に施術をした者
・業務に関して必要な指示に違反した者
・施術所の使用制限，使用禁止処分，構造設備の改善命令，衛生上の措置命令違反

・広告の制限違反
・施術所の開設，休止，廃止，再開の届出義務違反
・都道府県知事が求める報告義務違反及び立ち入り検査妨害違反
・指定登録機関や指定試験機関が行う事務に関する業務違反

精選問題

問題10　柔道整復師の広告で正しいのはどれか

1．駐車場あり　　2．腰痛によく効く
3．海外にて10年間研修　　4．施術料割引

解説

1．駐車設備に関する事項は広告してもよい。
2．技能，施術方法は広告してはならない。
3．経歴は広告してはならない。
4．料金等は広告してはならない。

問題11　施術所の名称で使用できるのはどれか

1．○○整骨医　　2．○○治療院
3．○○接骨院　　4．○○診療所

解説

1．医師法違反である。
2，4　医療法違反である。

問題12　主刑の軽い順で正しいのはどれか

1．懲役－禁錮－罰金－拘留
2．禁錮－懲役－拘留－罰金
3．懲役－拘留－禁錮－罰金
4．拘留－罰金－禁錮－懲役

解説

主刑の軽重は死刑－懲役－禁錮－罰金－拘留－科料である。

〈解答〉

問題10－1．　問題11－3．　問題12－4．

2. 医師法

試験によく出る重要ポイント

(1)免許

医師になろうとする者は，医師国家試験に合格し，厚生労働大臣の免許を受けなければならない。

① **免許の絶対的欠格事由**－未成年者，成年被後見人又は被保佐人には免許を与えない。

② **免許の相対的欠格事由**－次の各号のいずれかに該当する者には免許を与えないことがある。

・心身の障害により医師の業務を適正に行う事ができない者として厚生労働省令で定めるもの

・麻薬，大麻又はあへんの中毒者

・罰金以上の刑に処せられた者

・前号に該当する者を除くほか，医事に関し犯罪又は不正の行為のあった者

② 免許の取消，業務停止及び再免許

・絶対的欠格事由に該当したとき

・相対的欠格事由のいずれかに該当したとき，又は医師としての品位を損なうような行為のあったとき

・処分：戒告，3年以内の医業停止，免許の取消

③ 再免許－取り消し理由となった事項に該当しなくなったとき，その他その後の事情により再び免許を与えるのが適当であると認められたとき（再教育研修）

(2)応招義務等

診療に従事する医師は，診察治療の求めがあった場合には，正当な理由がなければ，これを拒んではならない。また，診断書，若しくは検案書，又は出生証明書，若しくは死産証明書の交付の求めがあった場合にも正当な事由なしにこれを拒んではならない

正当な理由：事実上診察が不可能な場合（医師の不在，病気）

(3)無診察治療等の禁止

医師は，自ら診察しないで治療をし，若しくは診断書若しくは処方

箋を交付し，自ら出産に立ち会わないで出生証明書若しくは死産証明書を交付し，又は自ら検案しないで検案書を交付してはならない。

(4) 保健指導

医師は診察をしたときは，本人またはその保護者に対し，療養の方法その他保健の向上に必要な事項の指導をしなければならない。

(5) 診療録の記載及び保存

医師は診察をしたときは，遅滞なく診察に関する事項を診療録に記載しなければならない。また，5年間これを保存しなければならない。

精選問題

問題13　医師法で誤っているのはどれか。２つ選べ

１．正当な理由がなければ診療を拒んではならない
２．自ら診察をせず処方箋を交付した
３．自ら立ち会わず出産証明書を交付した
４．診療録は５年間保存しなければならない

解説

２，３　診察をしないで治療，診断書，処方箋の交付をしたり，出産に立ち会わないで出生証明書若しくは死産証明書を交付，検案しないで検案書を交付してはならない。

問題14　誤っているのはどれか

１．成年被後見人には免許を与えない
２．罰金以上の刑に処された者には免許を与えないことがある
３．被保佐人には免許を与えないことがある
４．大麻中毒者には免許を与えないことがある

解説

１．３は免許の絶対的欠格事由であり免許を与えない。
２．４は免許の相対的欠格事由であり免許を与えないことがある。

〈解答〉

問題13－２，３．　問題14－４．　問題15－３．

3. 医療身分関係法規

試験によく出る重要ポイント

3－1．保健師助産師看護師法

(1) 保健師

保健師とは，厚生労働省の免許を受けて，保健師の名称を用いて，保健指導に従事することを業とするものをいう。

(2) 助産師

助産師とは，厚生労働省の免許を受けて，助産又は妊婦，じょく婦若しくは新生児の保健指導を行う事を業とする女子をいう。

(3) 看護師

看護師とは，厚生労働大臣の免許を受けて，傷病者若しくはじょく婦に対する療養上の世話又は診療の補助を行う事を業とする者をいう。

3－2．診療放射線技師法

(1) 診療放射線技師

診療放射線技師とは，厚生労働大臣の免許を受けて，医師又は歯科医師の指示のもとに放射線を人体に対して照射することを業とする者をいう。

3－3．臨床検査技師等に関する法律

(1) 臨床検査技師

臨床検査技師とは，厚生労働大臣の免許を受けて，臨床検査技師の名称を用いて，医師の指導監督のもとに，微生物学的検査，血清学的検査，血液学的検査，病理学的検査，寄生虫学的検査，生化学的検査及び政令で定める生理学的検査を行う事を業とする者をいう。

3－4．理学療法士及び作業療法士法

(1) 理学療法士

理学療法士とは，厚生労働大臣の免許を受けて，，理学療法士の名称を用いて，医師の指示のもとに，理学療法を行うことを業とする者をいう。理学療法とは，身体に障害のある者に対し，主としてその基本的動作能力の回復を図るため，治療体操その他の運動を行わせ，及び電気刺激，マッサージ，温熱その他の物理的手段を加えることをいう。

(2) 作業療法士

作業療法士とは，厚生労働大臣の免許を受けて，作業療法士の名称を用いて，医師の指示のもとに，作業療法を行うことを業とする者をいう。作業療法とは，身体又は精神に障害のある者に対し，主としてその応用的動作能力又は社会的適応能力の回復を図るため，手芸，工作その他の作業を行わせることをいう。

3－5．視能訓練士法

(1) 視能訓練士

視能訓練士とは，厚生労働大臣の免許を受けて，視能訓練士の名称を用いて，医師の指示のもとに，両眼視機能に障害のある者に対するその両眼視機能の回復のための矯正訓練及びこれに必要な検査を行うことを業とする者をいう。

3－6．言語聴覚士法

(1) 言語聴覚士

言語聴覚士とは，厚生労働大臣の免許を受けて，言語聴覚士の名称を用いて，音声機能，言語機能又は聴覚に障害のある者についてその機能の維持向上を図るため，言語訓練その他の訓練，これに必要な検査及び助言，指導その他の援助を行うことを業とする者をいう。

3－7．臨床工学技士法

(1) 臨床工学技士

臨床工学技士とは，厚生労働大臣の免許を受けて，臨床工学技士の名称を用いて医師の指示のもとに，生命維持管理装置の操作＜生命維持管理装置の先端部の身体への接続又は身体からの除去であって政令で定めるもの（①人工呼吸装置のマウスピース，鼻カニューレその他の先端部の身体への接続又は身体からの除去　②血液浄化装置の穿刺針その他の先端部のシャントへの接続又はシャントからの除去　③生命維持管理装置の導出電極の皮膚への接続又は皮膚からの除去）を含む＞及び保守点検を行うことを業とする者をいう。

3－8．義肢装具士法

(1) 義肢装具士

義肢装具士とは，厚生労働大臣の免許を受けて，義肢装具士の名称を用いて医師の指示のもとに，義肢及び装具の装着部位の採型並びに義肢及び装具の製作及び身体への適合を行うことを業とする者をいう。義肢とは上肢又は下肢の全部又は一部に欠損のある者に装着して，その欠損を補てんし，又はその欠損により失われた機能を代替するための器具器械をいう。装具とは上肢又は下肢の全部若しくは一部又は体幹の機能に障害のある者に装着して，当該機能を回復させ，若しくはその低下を抑制し，又は当該機能を補完するための器具器械をいう。

3－9．救急救命士法

(1) 救急救命士

救急救命士とは，厚生労働大臣の免許を受けて，救急救命士の名称を用いて医師の指示のもとに，救急救命処置を行うことを業とする者をいう。

3－10．歯科衛生士法

(1) 歯科衛生士

歯科衛生士とは，厚生労働大臣の免許を受けて，歯科医師の直接の指導の下に，歯牙及び口腔の疾患の予防処置として，歯石等の除去及び薬物の塗布をすることを業とする女子をいう。また，歯科衛生士は歯科診療の補助，歯科保健指導をなすことを業とすることができる。

3－11．歯科技工士法

(1) 歯科技工士

歯科技工士とは，厚生労働大臣の免許を受けて，歯科技工を業とする者をいう。

3－12. 薬剤師法

(1) 薬剤師

薬剤師は，調剤，医薬品の供給その他薬事衛生をつかさどることによって，公衆衛生の向上及び増進に寄与し，それにより国民の健康な生活を確保するものとする。

薬剤師は，処方箋に疑わしい点があるときは，その処方箋を交付した医師，歯科医師又は獣医師に問い合わせて，その疑わしい点を確かめた後でなければ，これによって調剤してはならない（疑義紹介）。

精選問題

問題16　免許と法律の組み合わせで正しいのはどれか

1．理学療法士－医師法
2．薬剤師－薬剤師法
3．歯科医師－医師法
4．歯科衛生士－歯科医師法

解説

1．理学療法士は理学療法士及び作業療法士法である。
3．歯科医師は歯科医師法である。
4．歯科衛生士は歯科衛生士法である。

問題17　誤っている組み合わせはどれか

1．歯科診療－歯科医師
2．薬の処方－医師
3．診療の補助－看護師
4．手芸・工作－理学療法士

解説

4．手芸・工作は作業療法士が行う。

問題18　免許資格が名称独占でないのはどれか

1．保健師　　2．柔道整復師　　3．薬剤師　　4．歯科医師

解説

1．保健師は名称のみを独占している免許資格である。
2．柔道整復師は業務のみを独占している免許資格である。
3，4．薬剤師，歯科医師は名称も業務も独占している免許資格である。

問題19　誤っているのはどれか

1．医師は柔道整復師の業を行うことができる
2．薬剤師は薬剤を調剤することができる
3．理学療法士は電気刺激による治療ができる
4．作業療法士は骨折の診断ができる

解説

4．骨折の診断ができるのは医師である。

問題20　誤っているのはどれか

1．診療所－患者19人以下の収容施設
2．助産所－妊婦，産婦，じょく婦19人以下の収容施設
3．地域医療支援病院－患者200人以上の収容施設
4．特定機能病院－患者400人未満の収容施設

解説

2．助産所の収容人数は9人以下である。

問題21　正しい組み合わせはどれか

1．看護師－新生児の保健指導
2．診療放射線技師－放射線の人体照射
3．薬剤師－薬の処方
4．歯科医師－施術の同意

解説

1．新生児の保健指導は助産師の業である。
3．薬の処方は医師の業である。
4．施術の同意は整形外科以外の医師でもよいが歯科医師は含まない。

〈解答〉

問題16－2．　問題17－4．　問題18－2．　問題19－4．　問題20－2．　問題21－2．

4. 医療法

試験によく出る重要ポイント

(1) 医療提供の理念

① 医療は，生命の尊重と個人の尊厳の保持を旨とし，医師，歯科医師，薬剤師，看護師その他の医療の担い手と医療を受けるものとの信頼関係に基づき，及び医療を受ける者の心身の状況に応じて行われるとともに，その内容は，単に治療のみならず，疾病の予防のための措置及びリハビリテーションを含む良質かつ適切なものでなければならない。

② 医療は，国民自らの健康の保持増進のための努力を基礎として，医療を受ける者の意向を十分に尊重し，病院，診療所，介護老人保健施設，調剤を実施する薬局その他の医療を提供する施設（以下「医療提供施設」という）医療を受ける者の居宅等において，医療提供施設の機能（以下「医療機能」という）に応じ効率的に，かつ，福祉サービスその他の関連するサービスとの有機的な連携を図りつつ提供されなければならない。

(2) **病院**

医師又は歯科医師が，公衆又は特定多数人のため医業又は歯科医業を行う場所であって，20人以上の患者を入院させるための施設を有するものをいう。

(3) **診療所**

医師又は歯科医師が，公衆又は特定多数人のため医業又は歯科医業をなす場所であって，患者を入院させるための施設を有しないもの又は19人以下の患者を入院させるための施設を有するものをいう。

(4) 介護老人保健施設

介護保険法の規定による介護老人保健施設をいう。

(5) **助産所**

助産師が公衆又は特定多数人のためその業務（病院又は診療所において行うものを除く）を行う場所をいう。助産所は，妊婦，産婦，じょく婦10人以上の入所施設を有してはならない。

(6) **地域医療支援病院**

① 他の病院又は診療所から紹介された患者に対し医療を提供し，かつ，当該病院の建物の全部若しくは一部，器械又は器具を，当該病院に勤務しない医師，歯科医師，薬剤師，看護師その他の医療従事者の診療，研究又は研修のために利用させるための体制が整備されていること

② 救急医療を提供する能力を有すること

③ 地域の医療従事者の資質の向上を図るための研修を行わせる能力を有すること

④厚生労働省令で定める数（200）以上の患者を入院させるための施設を有すること

(7) **特定機能病院**

① 高度の医療を提供する能力を有すること

② 高度の医療技術の開発及び評価を行う能力を有すること

③ 高度の医療に関する研修を行わせる能力を有すること

④ その診療科名中に，厚生労働省令の定めるところにより，厚生労働省令で定める診療科名を有すること

⑤ 厚生労働省令で定める数（400）以上の患者を入院させるための施設を有すること

精選問題

問題22　医療法で定められた施設と内容との組み合わせで正しいのはどれか

1．診療所－患者20人以下の収容施設を有する
2．地域医療支援病院－高度の医療を提供する能力を有する
3．病院－患者20人以上の収容施設を有する
4．特定機能病院－救急医療を提供する能力を有する

解説

1．診療所は患者19人以下の収容施設を有するもの。
2．高度の医療を提供する能力を有するのは特定医機能病院である。
4．救急医療を提供する能力を有するのは地域医療視支援病院である。

問題23　誤っているのはどれか

1．特定機能病院は厚生労働省の承認が必要である
2．診療所は患者を入院させることができる
3．地域医療支援病院は救急医療を提供する能力を有する
4．介護老人保健施設は健康保険法の規定による施設である

解説

4．介護老人保健施設は介護保険法の規定による施設である。

問題24　医療法に規定されていないのはどれか

1．総合病院
2．特定機能病院
3．地域医療支援病院
4．療養病床を有する診療所

解説

1．総合病院は医療法では規定されていない。

〈解答〉

問題22－3．　問題23－4．　問題24－1．

5. 社会福祉関係法規

試験によく出る重要ポイント

(1) **児童福祉法**

満18歳に満たない者に対する福祉を保証する。

① 児童相談所の設置
② 保健指導の実施
③ 障害児施設支援
④ 補装具の支給
⑤ 母子寮又は保育所への入所措置

(2) **身体障害者福祉法**

満18歳以上の者で，法律に定める身体上の障害を有し，かつ，都道府県知事からの身体障害者手帳の交付を受けている者。

① 在宅福祉サービス（ホームヘルプサービス，デイサービス，ショートステイ）
② 日常生活用具の給付
③ 更生相談
④ 医療施設への紹介，公共職業訓練又は就職あっせんのための公共職業安定所への紹介，障害者支援施設への入所
⑤ 盲導犬貸与
⑥ 義肢，装具，盲人安全杖，車いす，補聴器等の補装具の支給，修理
⑦ 公共的施設内の売店許可，たばこ小売人の優先指定

(3) 知的障害者法

すべての知的障害者は，その有する能力を活用することにより，進んで社会経済活動に参加するよう努めなければならず，また，すべての知的障害者は，社会を構成する一員として，社会，経済，文化その他あらゆる分野の活動に参加する機会を与えられるものとする。

援護の実施者は原則として都道府県又は市町村であるが，窓口は知的障害者の居住地の福祉事務所である。

(4) **老人福祉法**

老人福祉法の主な根拠は，老人福祉法，老人保健法，介護保険法である。原則として65歳以上の者をいう。

(5) **老人福祉施設**

① 老人デイサービスセンター
② 老人短期入所施設
③ 養護老人ホーム
④ 特別養護老人ホーム
⑤ 軽費老人ホーム
⑥ 老人福祉センター
⑦ 老人介護支援センター

精選問題

問題25　児童福祉法について誤っているのはどれか

1．療育の指導を行う
2．補装具の支給を行う
3．児童相談所の設置を行う
4．満18歳以上の者が対象

解説

4．満18歳に満たない者に対する福祉を保証するための法律である。

問題26　身体障害者に対する福祉の措置として誤っているのはどれか

1．更生相談
2．送迎サービス
3．日常生活用具の給付
4．在宅福祉サービス

解説

2．送迎サービスは身体障害者に対する措置には含まれない。

問題27　老人福祉施設に含まれないのはどれか

1．軽費老人ホーム
2．介護老人保健施設
3．特別養護老人ホーム
4．老人短期入所施設

解説

2．介護老人保健施設は老人福祉施設に含まれない。

〈解答〉

問題25－4．　問題26－2．　問題27－2．

6. 社会保険関係法規

試験によく出る重要ポイント

(1)**健康保険法**

労働者の業務外の事由による疾病。負傷若しくは死亡又は出産及びその被扶養者の疾病，負傷，死亡又は出産に関して短期的経済的損失について保険給付を行い，もって国民の生活の安定と福祉の向上に寄与することを目的とする。

① 被保険者－被保険者とは，適用事業所に使用される者及び任意継続被保険者をいう。

② 被保険者に該当しないもの－船員保険の被保険者，臨時の職員，日雇者，事業所又は事務所で所在地が一定しないものに使用されるもの，季節的業務に使用されるもの，臨時的事業の事務所に使用されるものなど

③ 保険の指定と給付－保健医療機関において健康保険の診療に従事する医師若しくは歯科医師又は保険薬局において健康保険の調剤に従事する薬剤師は，厚生労働大臣の登録を受けた医師若しくは歯科医師又は薬剤師でなければならない。

④ 療養費の定義－保険者は，療養の給付等を行うことが困難であると認めるとき，又は被保険者が保健医療機関等及び特定承認保健医療機関以外の病院，診療所，薬局その他の者から診療，薬剤の支給若しくは手当てを受けた場合において，保険者がやむを得ないものと認めるときは，療養の給付等に変えて，療養費を支給することができる。柔道整復師や鍼灸師等において施術を行った場合，療養の給付ではなく「療養費」の支給として，患者の利便性からも医療の一端を担う形となっている。

(2)**国民健康保険**

被保険者の疾病，負傷，出産又は死亡に関して必要な保険給付を行うものとする。

① 保険者－市町村及び特別区（東京23区）

② 国民健康保険組合－同種の事業又は業務に従事するもので当該組合の地区内に住所を有するものを組合員として組織する。

(3) 高齢者の医療の確保に関する法律

国民の高齢期における適切な医療の確保を図るため，医療費の適正化を推進するための計画の作成及び保険者による健康検査等の実施に関する措置を講ずるとともに，高齢者の医療について，国民の共同連帯の理念等に基づき，前期高齢者に係る保険者間の費用負担の調整，後期高齢者に対する適切な医療の給付等を行うために必要な制度を設け，もって国民保険の向上及び高齢者の福祉の増進を図ることを目的とする。

① 保険者－医療に関する給付を行う政府，健康保険組合，市町村，国民健康保険組合，共済組合又は日本私立学校振興・共済事業団をいう。

精選問題

問題28　保健医療で誤っているのはどれか

1．柔道整復師の業務は保健医療と関係する
2．診療録の記載は手書きで行わなければならない
3．複数の健康保険組合に加入することはできない
4．保険医は療養上必要な事項を療養の世話をする人に説明する

解説

2．診療録は手書きでなければならないという規定はない。

問題30　医療保険制度について正しいのはどれか。２つ選べ

1．憲法第25条を根拠とする
2．医療給付は現物給付が原則である
3．加入については国民各自の選択に委ねられる
4．国民健康保険の運営単位は都道府県である

解説

3．国民皆保険制度により加入が義務付けられている。
4．運営単位は市町村，特別区，国民健康保険組合である。

〈解答〉

問題28－２．　問題29－３．　問題30－１，２．

参考資料

上　肢

表　関節の運動*

関節名(部位名)	臨床用語**	正常可動範囲	解剖学	備考
上肢帯（肩甲帯）	屈曲 flexion	0 ～20°	屈曲 flexion	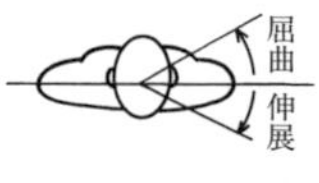
	伸展 extension	0 ～20	伸展 extension	
	拳上 elevation	0 ～20	拳上 elevation	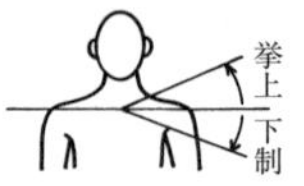
	引上げ depression	0 ～10	下制 depression	
肩	屈曲（前方拳上） flexion	0 ～180	屈曲 flexion	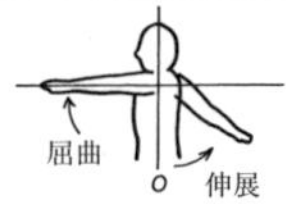
	伸展（後方拳上） extension	0 ～50	伸展 extension	
	外転（側方拳上） abduction	0 ～180	外転 abduction	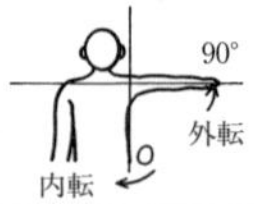
	内転 adduction	0	内転 adduction	
	外旋 external rotation	0 ～90	外旋 lateral rotation	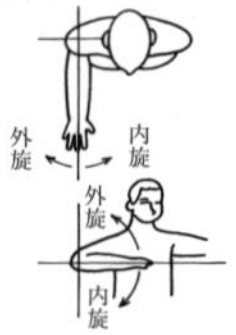
	内旋 internal rotation	0 ～90	内旋 medial rotation	
	水平屈曲 horizontal adduction (flexion)	0 ～135	水平内転 horizontal adduction	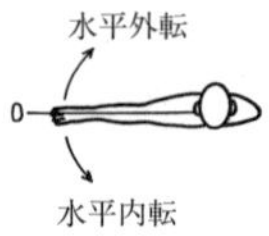
	水平伸展 horizontal adduction (extension)	0 ～30	水平外転 horizontal adduction	
肘	屈曲 flexion	0 ～145	屈曲 flexion	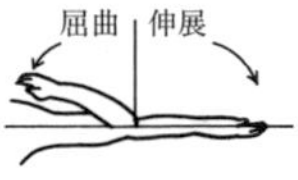
	伸展 extension	0 ～ 5	伸展 extension	
前　腕	回内 pronation	0 ～90	回内 pronation	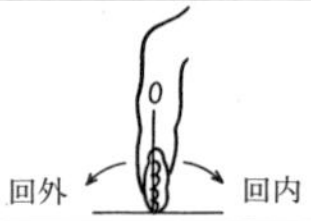
	回外 supination	0 ～90	回外 supination	
手　根	背履 extension (dorsiflexion)	0 ～70	伸展あるいは背屈 extension, dorsiflexion	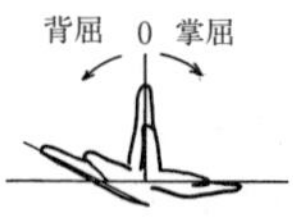
	掌屈 flexion (palmar flexion)	0 ～90	屈棘あるいは掌屈 flexion, palmar flexion	

手　根	橈屈 radial flexion	0～25	外転 abduction	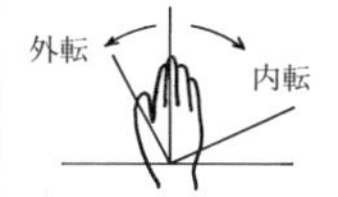
	尺屈 ulnar flexion	0～55	内転 adduction	

*日本整形外科学会身体障害委員会，日本リハビリテーション医学会評価基準委員会による「関節可動表示ならびに測定法」より引用改変した。

**臨床用語「関節可動域（ROM）表示ならびに測定法」で定められている用語。

手　指

関節名（部位名）	臨　床　用　語	正常可動範囲	解　剖　学	備　　考
母　指	橈側外転 radial adduction	0～60°	伸展（CM） extension	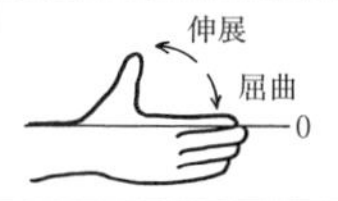
	尺側内転 ulnar adduction	0	屈曲（CM） flexion	
	掌側外転 palmar abduction	0～90	外転（CM） abduction	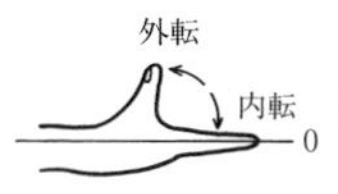
	掌側内転 palmar adduction	0	内転（CM） adduction	
	屈曲（MP） flexion	0～60	屈曲（MP） flexion	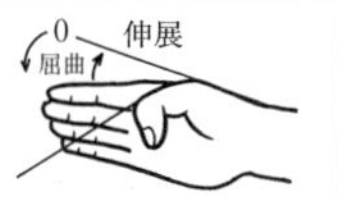
	伸展（MP） extension	0～10	伸展（MP） extension	
	屈曲（IP） flexion	0～80	屈曲（IP） flexion	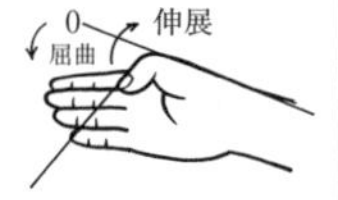
	伸展（IP） extension	0～10	伸展（IP） extension	
	対立 opposition		対立 opposition	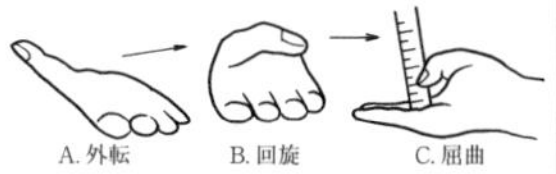
指	屈曲（MP） flexion	0～90	屈曲（MP） flexion	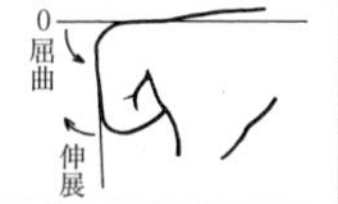
	伸展（MP） extension	0～45	伸展（MP） extension	
	屈曲（PIP） flexion	0～100	屈曲（PIP） flexion	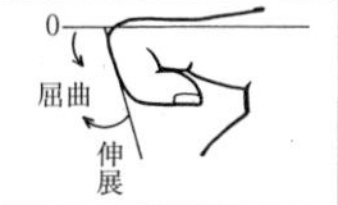
	伸展（PIP） extension	0	伸展（PIP） extension	
	屈曲（DIP） flexion	0～80	屈曲（DIP） flexion	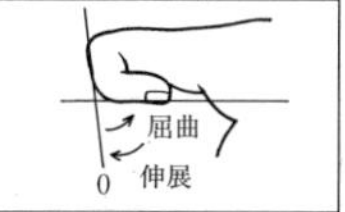
	伸展（DIP） extension	0	伸展（DIP） extension	
	外転 abduction		外転 abduction	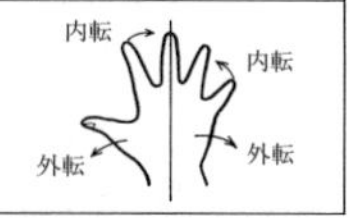
	内転 adduction		内転 adduction	

下　肢

関節名（部位名）	臨床用語	正常可動範囲	解剖学	備考
股	屈曲 flexion	0～90° 0～125° （膝屈曲のとき）	屈曲 flexion	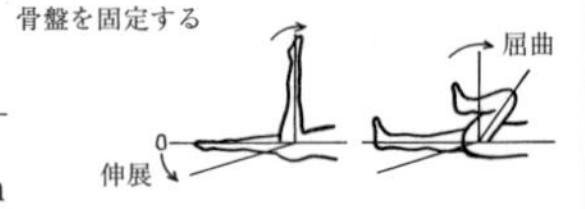
	伸展 extension	0～15	伸展 extension	
	外転 abduction	0～45	外転 abduction	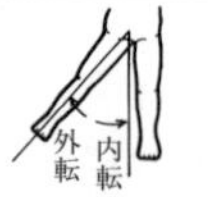
	内転 adduction	0～20	内転 adduction	
	外旋 external rotation	0～45	外旋 lateral rotation	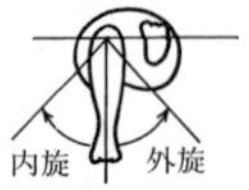
	内旋 internal rotation	0～45	内旋 medial rotation	
膝	屈曲 flexion	0～130	屈曲 flexion	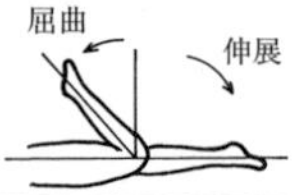
	伸展 extension	0	伸展 extension	
下腿	外旋 external rotation	0～20	外旋 lateral rotation	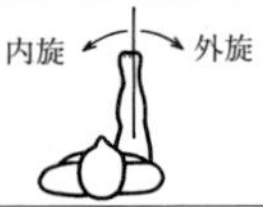
	内旋 internal rotation	0～10	内旋 medial rotation	
足根（関節）	背屈 dorsi flexion	0～20	背屈（足背屈曲） dorsi flexion	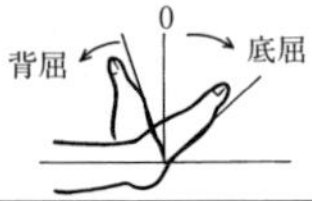
	底屈 plantar flexion	0～20	底屈（足底屈曲） plantar flexion	
足部	外がえし eversion	0～20	外がえし eversion	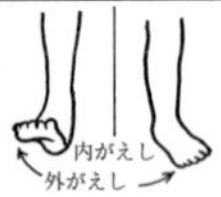
	内がえし inversion	0～30	内がえし inversion	
	外転 abduction	0～？	外転 abduction	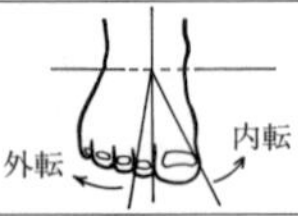
	内転 adduction	0～？	内転 adduction	
母指	屈曲（MP）	0～35	屈曲（flexion）（MP）	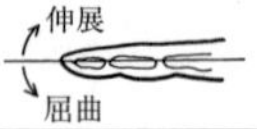
	伸展（MP）	0～60	伸展（extension）（MP）	
	屈曲（IP）	0～60	屈曲（flexion）（IP）	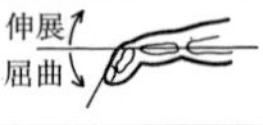
	伸展（IP）	0	伸展（extension）	
足指	屈曲（MP）	0～35	屈曲（flexion）（MP）	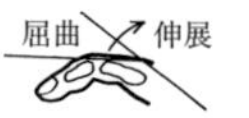
	伸展（MP）	0～40	伸展（extension）（MP）	
	屈曲（PIP）	0～35	屈曲（flexion）（PIP）	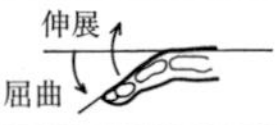
	伸展（PIP）	0	伸展（extension）（PIP）	
	屈曲（DIP）	0～50	屈曲（flexion）（DIP）	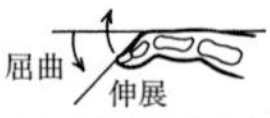
	伸展（DIP）	0	伸展（extension）（DIP）	

体　幹

部位名	臨床用語		正常可動範囲	解剖学		備考
頸部	前屈（屈曲） flexion		0～60°	屈曲　flexion 前屈　anteflexion		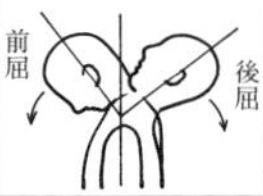
	後屈（伸展） extension		0～50	伸展　extension 後屈　dorsiflexion		
	回旋（捻転） rotation	左旋	0～70	回旋 (rotation)	左旋 leftward rotation levorotation	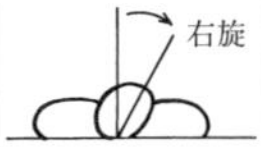
		右旋	0～70		右旋 rightward rotation dextrorotation	
	側屈 leteral bending	左屈	0～50	側屈 leteral bending	左屈 leftward bending	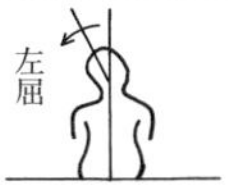
		右屈	0～50		右屈 rightward bending	
胸腰部	前屈（屈曲） flexion		0～45	屈曲　flexion 前屈　anteflexion		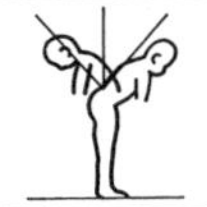
	後屈（伸展） extension		0～30	伸展　extension 後屈　dorsiflexion		
	回旋（捻転） rotation	左旋	0～40	回旋 (rotation)	左旋 leftward rotation levorotation	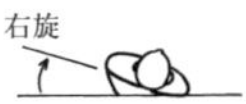
		右旋	0～40		右旋 rightward rotation dextrorotation	
	側屈 leteral bending	左屈	0～50	側屈 leteral bending	左屈 leftward bending	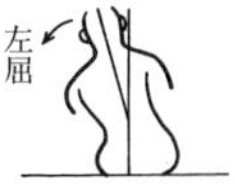
		右屈	0～50		右屈 rightward bending	

顎関節

部位名	解剖学
顎関節 temporomandibular joint TM joint)	挙上（elevation）
	低下（depression）
	前突（protraction ; protrusion）
	後退（retraction ; retrusion）
	側方移動（lateral shift）

CM : carpometacarpal joint（手根中手関節）
MP : metacarpophalangeal joint（中手指節関節）
IP : interphalangeal joint（指節間関節）
PIP : proximal interphalangeal joint（近位指節間関節）
DIP : distal interphalangeal joint（遠位指節間関節）

表　四肢の関節に作用する筋（手指，足指を除く）

関節名	作用	主動筋	協力筋
肩関節	屈曲	三角筋（前部） 烏口腕筋	三角筋（中部） 大胸筋（鎖骨部） 上腕二頭筋
	伸展	広背筋 大円筋 三角筋（後部）	上腕三頭筋(長頭)
	外転	三角筋（中部） 棘上筋	上腕二頭筋(長頭)
	内転	大胸筋 広背筋	烏口腕筋 上腕三頭筋(長頭) 大円筋，小円筋
	外旋	棘下筋 小円筋	三角筋（後部）
	内旋	肩甲下筋 大胸筋 広背筋 大円筋	三角筋（前部）
肘関節	屈曲	上腕筋 上腕二頭筋 腕橈骨筋	円回内筋 橈側手根屈筋 長橈側手根伸筋
	伸展	上腕三頭筋	肘筋
橈尺関節	回内	方形回内筋 円回外筋	橈側手根屈筋
	回外	回外筋 上腕二頭筋	
手関節	屈曲	橈側手根屈筋 尺側手根屈筋	長掌筋 深指屈筋 浅指屈筋 長母指外転筋 長母指屈筋
	伸展	長橈側手根伸筋 短橈側手根伸筋 尺側手根伸筋	指伸筋 示指伸筋 小指伸筋 長母指伸筋
	外転	長橈側手根伸筋 短橈側手根伸筋 長母指外転筋 橈側手根屈筋	長母指伸筋 短母指伸筋
	内転	尺側手根伸筋 尺側手根屈筋	小指伸筋
股関節	屈曲	大腰筋 腸骨筋	大腿直筋，縫工筋 大腿筋膜張筋 恥骨筋，長内転筋 短内転筋 大内転筋（上部）
	伸展	大殿筋 半腱様筋 半膜様筋 大腿二頭筋（長頭）	大内転筋（下部）
	外転	中殿筋 小殿筋	大腿筋膜張筋 縫工筋 大殿部（上部） 梨状筋 内閉鎖筋 上双子筋
	内転	大内転筋，薄筋 短内転筋 長内転筋 恥骨筋	大殿筋（下部） 外閉鎖筋
	外旋	外閉鎖筋，上双子筋 内閉鎖筋，下双子筋 大腿方形筋 梨状筋 大殿筋	縫工筋 大腿二頭筋（長頭） 中殿筋（後部）
	内旋	中殿筋 小殿筋 大腿筋膜張筋	半腱様筋 半膜様筋
膝関節	屈曲	大腿二頭筋 半腱様筋 半膜様筋	薄筋 縫工筋 腓腹筋 足底筋 膝窩筋
	伸展	大腿四頭筋	
足関節	背屈	前脛骨筋	長指伸筋 第三腓骨筋 長母指伸筋
	底屈	腓腹筋 ヒラメ筋	後脛骨筋，足底筋 長腓骨筋 短腓骨筋 長母指屈筋 長指屈筋
	内がえし	後脛骨筋 前脛骨筋	長指屈筋 長母指屈筋 長母指伸筋
	外がえし	長腓骨筋 短腓骨筋	長指伸筋 第三腓骨筋

表　手指の関節に作用する筋

関節名	作用	筋名
母指 CM	屈　曲	長母指屈筋 短母指屈筋 母指内転筋 母指対立筋
	伸　展	短母指伸筋 長母指伸筋 長母指外転筋
	外　転	長母指外転筋 短母指外転筋 母指対立筋
	内　転	母指内転筋
	対　立	母指対立筋 短母指外転筋 短母指屈筋 母指内転筋
母指 MP	屈　曲	長母指屈筋 短母指屈筋
	伸　展	長母指屈筋 短母指屈筋
母指 IP	屈　曲	長母指屈筋
	伸　展	長母指屈筋，短母指屈筋
指 MP	屈　曲	浅指屈筋，掌側骨間筋 深指屈筋，背側骨間筋 虫様筋
	伸　展	指伸筋 示指伸筋（第 2 指のみ）
	外　転	背側骨間筋 指伸筋（第2，4，5指のみ）
	内　転	第 1 掌側骨間筋 第 2 掌側骨間筋 第 3 掌側骨間筋
指 PIP	屈　曲	浅指屈筋 深指屈筋
	伸　展	指伸筋，虫様筋 掌側・背側骨間筋 示指伸筋（第 2 指のみ）
指 DIP	屈　曲	深指屈筋
	伸　展	指伸筋，虫様筋 掌側・背側骨間筋 示指伸筋（第 2 指のみ）
小指 CM	対　立	小指対立筋
	屈　曲	小指対立筋
小指 MP	屈　曲	浅指屈筋，短小指屈筋 小指外転筋 深指屈筋 第 3 掌側骨間筋 第 4 虫様筋
	伸　展	小指伸筋 指伸筋
	外　転	小指外転筋
	内　転	第 3 掌側骨間筋
小指 PIP	屈　曲	深指屈筋 浅指屈筋
	伸　展	指伸筋 小指伸筋 第 3 掌側骨間筋 第 4 虫様筋
小指 DIP	屈　曲	深指屈筋
	伸　展	指伸筋 小指伸筋 第 3 掌側骨間筋 第 4 虫様筋

表　筋の支配神経（下肢）

身体部位	L1	L2	L3	L4	L5	S1	S2	S3
股					←	大殿筋	→	
				←	中殿筋	→		
				←	小殿筋	→		
				←	大腿筋膜張筋	→		
						梨状筋	→	
					←	内閉鎖筋	→	
					←	上双子筋	→	
					下双子筋	→		
					大腿方形筋	→		
			外閉鎖筋	→				
		←	大腰筋	→				
	小腰筋							
		腸骨筋	→					
大腿		縫工筋	→					
		←	大腿四頭筋（膝関節筋）	→				
		薄筋	→					
		←	恥骨筋	→				
		←	長内転筋	→				
		←	短内転筋	→				
			←	大内転筋（小内転筋）	→			
					←	大腿二頭筋（短頭）	→	（長頭）
					←	半腱様筋	→	
					←	半膜様筋	→	
下腿				←	前脛骨筋	→		
				←	長母指伸筋	→		
				←	長指伸筋	→		
					第三腓骨筋	→		
				←	長腓骨筋	→		
				←	短腓骨筋	→		
						腓腹筋	→	
					←	ヒラメ筋	→	
				←	足底筋	→		
				←	膝窩筋	→		
					←	長母指屈筋	→	
					長指屈筋	→		
					後脛骨筋	→		
足指					←	短指伸筋（短母指伸筋）	→	
							母指外転筋	→
					短母指屈筋	→		
							母指内転筋	→
							小指外転筋	→
							短小指屈筋	→
					短指屈筋	→		
							足底方形筋	→
							骨間筋	→
					←	虫様筋	← →	→

身体部位	C4	C5	C6	C7	C8	T1
肩		大胸筋	→	→	→	→
			広背筋	→	→	
		肩甲下筋	→			
		棘上筋	→			
		棘下筋	→			
		小円筋	→			
		大円筋	→			
		三角筋	→			
			烏口腕筋	→		
上腕		上腕二頭筋	→			
		上腕筋	→			
				上腕三頭筋（肘関節筋）	→	
前腕			円回内筋	→		
			橈側手根屈筋	→		
			長掌筋	→		
				浅指屈筋	→	
					尺側手根屈筋	→
					深指屈筋	→
					長母指屈筋	→
					方形回内筋	→
		腕橈骨筋	→	⇢		
		⇠	長橈側手根伸筋	⇢		
			短橈側手根伸筋	→		
			（総）指伸筋	→	→	
			小指伸筋	→	→	
			尺側手根伸筋	→	→	
				肘筋	→	
		回外筋	→			
			長母指外転筋	→	⇢	
			短母指伸筋	→	⇢	
			長母指伸筋	→	→	
			示指伸筋	→		
手指					短母指外転筋	→
					短母指屈筋	→
					母指対立筋	→
					母指内転筋	→
					短掌筋	→
					小指外転筋	→
					短小指屈筋	→
					小指対立筋	→
					骨間筋	→
					虫様筋	→

著者略歴

Well-Being（ウェルビーイング）

2003年から医療・保健・福祉の人材育成事業，出版事業を全国展開。
07年８月，登録販売者受験対策研修・教材事業にいち早く参入。
仙台，東京，名古屋，大阪，福岡など主要都市をはじめ，全国各地で研修事業を展開するとともに，新潟，群馬，埼玉，和歌山各県の薬種商協会から長期研修を受託。
研修修了生の高い合格率を誇っている。
登録販売者関連事業のネットワーク化・人材紹介・コンサルタント事業も展開している。

ホームページ：http://www.wbe.jp

代　　表　野村　俊一

執筆協力　金山　弘樹

著　　者　Well-Being
印刷・製本　亜細亜印刷株式会社

発 行 所　株式会社　**弘 文 社**
〒546-0012 大阪市東住吉区中野２丁目１番27号
☎ (06)6797－７４４１
FAX (06)6702－４７３２
振替口座 00940－2－43630
東住吉郵便局私書箱１号

代 表 者　岡 崎 　達